1日1回、太白ごま油を口に含むだけ

たったひと口 オイルの力

川島一恵＝著

野上陽子＝監修

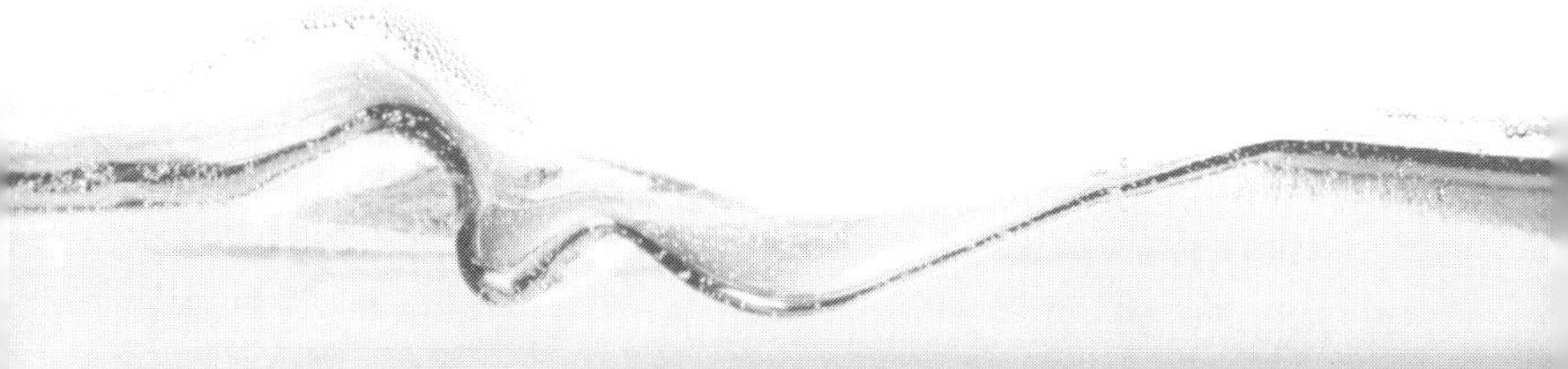

大和書房

はじめに——朝、口の中がネバネバ、臭い!!

世界中で広がる「オイルうがい」

皆さん、「オイルうがい」をご存じですか?

そのオイルとは、食用の植物油のことなのですが、実はその「普通」のオイルで口の中をうがいすると、私たちの体に物すごい恩恵があるのです。

オイルうがいは、インドの伝承医学「アーユルヴェーダ」の健康法の一つです。口の中をオイルでうがいするだけなのに、思いがけない効果が沢山あるため、欧米では「オイルプリング」、または「オイルプリングセラピー」として知られ、口内にトラブルを抱える人だけでなく、健康意識の高い人や、アンチエイジングに興味を持つ人たちの間で実践者が増えています。

本書では、アーユルヴェーダの教えに従い、ココナッツオイルではなく、「太白ごま油」と呼ばれるごま油でうがいすることをおすすめするのですが、いずれにしろオイルならではの特性によって、口の中を従来のマウスウォッシュ類を使う時とは別のレベルからデトックスして、さっぱりキレイにします。

世の中にはココナッツオイル以外にも、オリーブオイルなど体によいと言われる植物オイルが多々ある中で、なぜオイルうがいに、ごま油を使うのがよいのか？　もちろん、その理由も説明させて頂きます。

根こそぎデトックス

オイルうがいの作用として、まず挙げられるのはデトックス効果で、口内炎や歯周病、知覚過敏や口臭といった、口腔内の様々なトラブルの改善や予防が望めることですが、それと同時に、顔のシワやたるみ、ほうれい線など、老化のサインを薄くしたり、美肌にする、表情を生き生きさせるなど、女性にとって嬉しい美容効果もたくさん得られるのです！

オイルうがいで症状が緩和したり、見た目がよくなるパーツは口内や顔だけではありません。オイルうがいを続けると、体内に侵入するウイルスや細菌、異物から体を守り、様々な疾患を防ぐ免疫力が上がります。免疫力は病気を予防して健康に生きるためだけでなく、全身を美しくするためにも不可欠なので、誰もが高めておきたいパワーです。果たして一石何鳥になるのか分からないほどもたらされる効果は、女性に限らず、よりよいビジネスや、プライベートライフの充実のために、外見に気を配ったり、アンチエイジングを心がける男性にとっても好都合ではないでしょうか？

ごま油は昔から地味に存在し、ハリウッドセレブや芸能人が愛用しているといった話が流れてこないので、スポットライトが当たってきませんでした。しかし私はごま油こそ、私たちの体を若返らせて、キレイに輝かせるための必須オイルとして注目されるべきだと思っています。私は全身の健康と美容、アンチエイジングのために、太白ごま油を、食べる以外の方法で取り込んでいますが、他のオイルに比べて安価な点もありがたく、コストパフォーマンス的にも最優秀なオイルと言いたいです。

もしかしたら、実年齢よりずっと若々しく見える芸能人や、各界のトップで年齢を忘れさせるほどはつらつと活躍している方々は、何が本当によいのかご存知で、密かにごま油を活用されているかもしれません!?

テレビや雑誌では頻繁に、若返りや免疫力アップによい食材や運動など、あらゆる健康法が紹介されますが、オイルうがいに必要なのはごま油だけで、やり方も実に簡単です。口腔内のトラブルを改善・予防して、美容面にも波及し、免疫力向上や若返り効果も望め、口から全身に効かせることができる、真の健康・美容法として1人でも多くの方に知って頂けると嬉しいです。実践者の中には、「こうなるなら、もっと前から知っていればよかった！」と嘆かれる方もいらっしゃいます。それだけ効果に満足されたということです。

口内を浄化して健康に、つまりは歯と歯茎を丈夫にすることよりも、美容やアンチエイジング効果に惹かれて、オイルうがいを続けている方々もいらっしゃるので、現在、特に口内トラブルがない方々も、気軽に始めてくだされぱと思います。美容といえば、目が潤ってキラキラするなど、現在の化粧や美容整形などでは不可能な効果までありま す。

オイルの食感（うがい感？）に不安な方もいらっしゃると思いますが、すぐに慣れる方が多いです。面倒臭いことが大嫌いな友人や知人も「こんなに簡単なら続けられる！」と喜んでいました。

老化なんて関係ないと思われる若い方々も今からオイルうがいを始めましょう。ココナッツオイルでうがいを試して、やめてしまった方々も、ぜひ一度ごま油で行ってみてください。本書では、オイルうがいの他にも、アーユルヴェーダのセルフケア法をいくつかご紹介します。それらのヘルシー、ビューティー、アンチエイジング効果は大昔から証明されており、始めるのに遅いといったことはありません。一つでも楽しく実践して頂くことができれば幸いです。

目次

第3章 オイルのすごい洗浄力

第4章　オイルのすごい浸透力

第5章　オイルのすごい唾液力

第6章 オイルのすごい筋トレ力

第7章　ごま油は「塗り薬」

第8章　アンチエイジングにオイルは欠かせない

Column

第１章

究極のアンチエイジング「オイルうがい」

ナチュラルが真の美を作る

健康な体に美が宿る

うがいに使うのは、100%ピュアな「太白ごま油」だけです。市販のオーラルケア製品には殺菌剤や、口内の不快感を取るためのアルコール、手っ取り早く口臭をごまかしたり、息を爽やかにするための香料などが使われています。

オイルうがいはナチュラル素材を使ったアンチエイジングの方法だから安心・安全。私は、全身をごま油でアンチエイジングさせる方法を知って以来、マスコミで次々と取り上げられるアンチエイジング情報や宣伝に心が躍らなくなりました。自宅の洗面台に並んでいた化粧水や美容液がなくなり、バスルームにもシンプルな石けんがたった一つ。ボディソープも洗顔クリームも消えました。つまり、捨てました（笑）。

さて、きれいな人とはどんな人でしょうか。私がきれいだなと思う女性は、単に顔がきれいな人ではありません。しなやかな体の持ち主です。しなやかな筋肉に適度な脂肪があり、姿勢が良くて全身から美しさを醸し出ているような人です。

世界三大医学の一つとしてＷＨＯ（世界保健機構）が認めるアーユルヴェーダはインド伝統医学なのですが、驚いたことに若返りに特化した科があるくらいアンチエイジングを重要視。たまたま新聞記事でドイツ人がアーユルヴェーダ目的で隣国のスリランカを訪ねていると知り大興奮。一九九九年のことでしたが、当時は施設のウェブサイトなど存在せず、現地の旅行会社に「本格的な治療施設」を教えて欲しいと頼みました。

そしてスリランカ初の外国人向けアーユルヴェーダ施設を紹介されたのです。

滞在者は口コミで来るドイツ人ばかり。私のように特に疾患のない人もいましたが、本国の現代医療では満足な結果が得られない人、中には西洋医学の医師や医療従事者までいて、自身のメンテナンスや、若返り目的で来ていたのです。私も滞在中、毎日全身にハーブオイルを多用した施術を受けて、その効果の高さに驚き、翌年も訪ねてしまい、日本人初のリピーターとなりました。

ごま油のすごすぎる抗酸化力

私を虜にした魅惑あふれるアーユルヴェーダには、オイルを使ったセルフケア方法がいくつかありました。中でも手軽さの面でもイチオシしたいのが、「オイルうがい」なのです。そして白ごま油です。

「なぜオイルで？」「なぜごま油がよいの？」油分を摂ることは何かと避けがちですが、体を若返らせるには、良質なオイルが不可欠です。良質な油分を食事から摂る以外に、体の外側から取り込むことも必要で、それがアンチエイジングの鍵になるのです。

アンチエイジングに必要なことと言えば、まず「抗酸化」が挙げられると思います。ごま油を使う理由の一つは、ごま油に強い抗酸化力があるからです。ごま油については第7章で詳しくご説明しますが、ごま油が持つパワーは、数千年前から人々の間で知られ、エジプトではミイラの防腐剤や、クレオパトラの美容液として使われていたほどです。抗酸化は抗老化（＝アンチエイジング）と言える作用であり、ごま油の抗酸化力の高さは現在の栄養学的調査でも証明されているのです。

老化をとことん遅らせるために、ごま油の全身ケアも同時に試されることをおすすめしたいところですが、何はともあれ、オイルうがいを始めてください。オイルの力で口から全身を健康美人にすることができる究極のアンチエイジング方法だと思います。

起床後の顔は鏡にどううつっているでしょう？　幸せそうに見えますか？　そんなことも意識されるとより効果的です。毎朝リフレッシュした気持ちで1日をスタートさせて、いつまでも若々しく充実した人生を送りましょう！

うがいはエクササイズ!!

口を動かすだけで信じられない作用

うがい剤となるごま油は食用品ですから、使うのに安心・安全。さらに安価なので、その頭文字を取って〝トリプルAオイル〟と呼びたいほど、実用性に優れています。

オイルうがいを行うと、口の中のクリーニングになるのですが、オイルが口腔内で悪さをする細菌や汚れ、不要物を絡め取ってくれます。これが歯周病などの口内トラブルにアプローチ。歯茎のみならず、全身の疾患予防にもなるのです。

オイルうがいの最中、唇を閉じたまま、舌や口を大きく動かせば、普段使われていない筋肉が刺激され、ほうれい線が薄くなる、美肌になるなど様々な美容効果も得られます。そして同時にオイルがのどを潤して声枯れを予防したり、油分が口腔粘膜を経由して、口から遠い部分にまで好影響を与えます。目、鼻、耳にもよく、肩や首のこりが緩和され、頭痛が解消する方までいらっしゃいます。

ここに効く！ オイルうがい

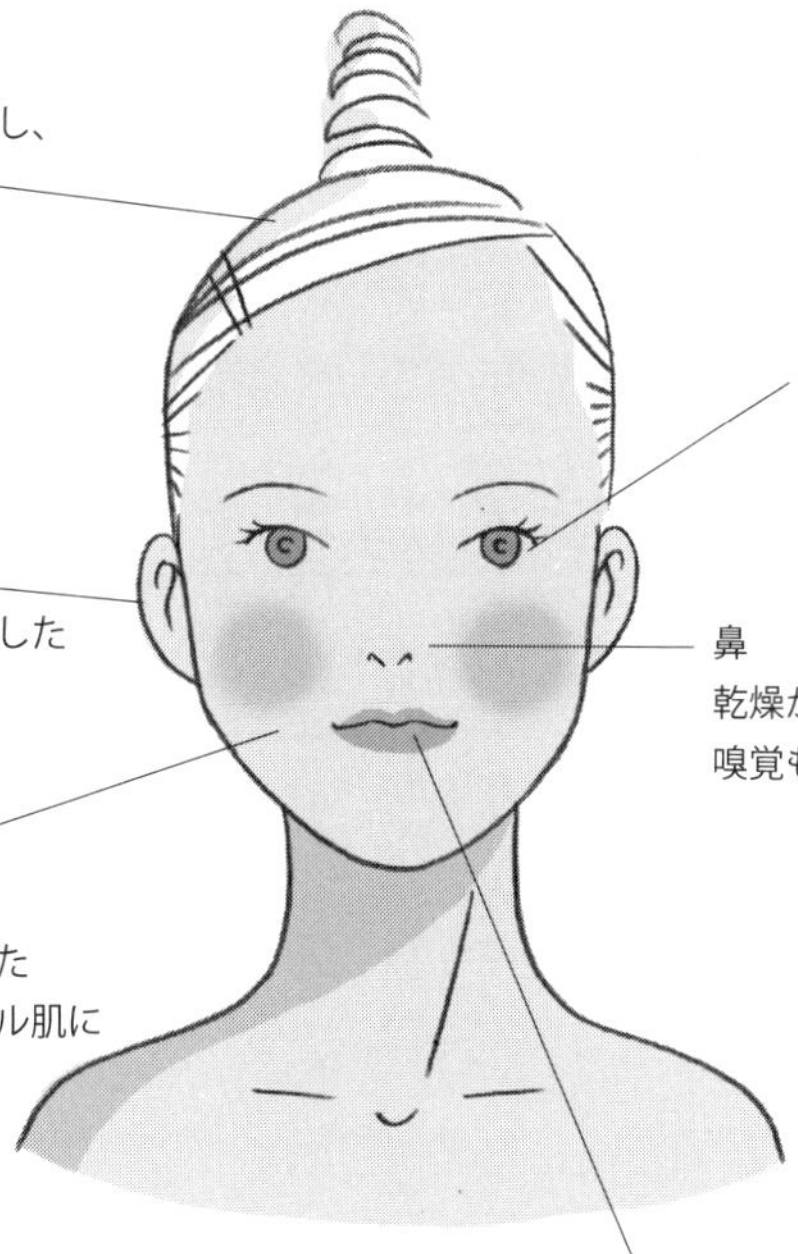
頭（毛髪）
オイルの浸透で
頭皮を柔らかにし、
毛根まで強く
目
乾いた目に
潤いを与え、
目力を高める
耳
口の中から浸透した
オイルの効果で
耳もスッキリ
乾燥から粘膜を守り、
嗅覚も鋭く
肌
粘膜から浸透した
オイルでプルプル肌に
口内
口の中の汚れを
根こそぎ除去し、
フェイスラインを引き締める

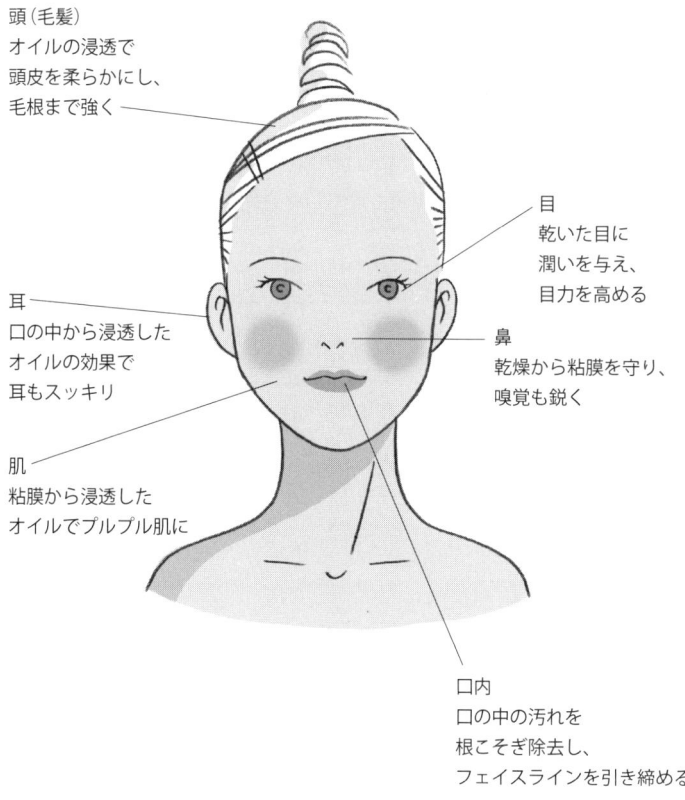

どこに効く？――肌

ディープクレンジングと経皮吸収のW効果

「口腔内の洗浄は分かるとして、なぜ肌がきれいになるの？」

オイルうがいがもたらす様々な効果は、順を追って詳しく説明させて頂きますが、まずは多くの方々が口内を健康にすることより興味を持たれているかもしれない美肌効果について、その仕組みを簡単にご紹介したいと思います。

オイルうがいの作用は大まかに分けると2つあります。オイルによる徹底的な口内洗浄作用と、オイルの経皮吸収作用の2つです。美肌作用はその両方から生まれます。

オイルうがいによる口内洗浄作用は、市販のマウスウォッシュ製品のうがいとは働きぶりが違います。オイルを含み、口や舌を動かすことで、オイルが口腔内で増殖して虫歯や歯周病、口臭といったトラブルを起こす細菌や、そのエサとなる死んだ粘膜細胞などを絡め取ります。そのとき普段使われていない顔や首周りの筋肉を動かすので、これが美肌作りの土台である筋肉を活性化することになります。

その間、オイルの成分が口腔粘膜から浸透して体内に入ります。そんな経皮吸収効果については後で詳しくご説明しますが、オイルは粘膜の内側に張り巡らされるように存在する毛細血管から取り込まれていくのです。オイルは体内組織の構成や、機能を正常に働かせるのに細胞レベルから必要で、美容やアンチエイジングにも欠かせません。

オイルうがいを行うと、凝り固まっていた表情筋や、あまり使われていない首周りなどの筋肉が弾力を取り戻し、しなやかに蘇ります。血液やリンパの流れが促進され、中には一度のうがいでコリが解消し、首がよく回るようになることも。「むくみ」やくすみが消えて、見た目がスッキリしたり、肌が潤ってきれいになり、ワントーン明るくなる……。一番人気の美容効果は、ほうれい線が薄くなることかもしれません。

オイルうがいは、オイルを肌の外側から塗るのではなく、体の内側から供給することにより、適度な油分が行き渡るので、乾燥による肌荒れなどの改善効果も望めます。オイルうがいは高価なエステや化粧品に頼らずして、自分で顔を土台からキレイにする根本的な美肌法でもあるのです。

どこに効く？——口内

最も優しく最も効果ある洗浄

先程、口内洗浄作用について少し触れましたが、その洗浄作用こそ、オイルうがい効果の主役です。肌に効くといった美容効果やアンチエイジング作用は、オイルうがいで得られる洗浄効果と同時にもたらされる副作用、いや、嬉しい副産物と呼べるかもしれません。

もれなく若返りや美容効果まで付いてくるオイルうがいには絶大な洗浄作用があるため、アーユルヴェーダの健康法として数千年もの間、推奨され続けてきたのです。

その頼もしい口内洗浄効果は、有名メーカーが歯科医と共同で開発した電動歯ブラシのような機器を使うのでもなく、オイルを口の中に含むというシンプルな方法が生み出します。オイルが口腔内に棲息する細菌や汚れを除去して衛生状態を改善するのです。

40代以上の日本人の8割が歯周病にかかっていると言われています。健康な人の口内にも虫歯や歯周病の原因となる細菌はいるので、トラブルがない方も歯磨きの他に、オイルうがいを習慣化するとよいのです。

若い方々も、将来、大切な歯を失い生活の質を下げないために、歯を支える大事な歯茎のケアとして今から始めましょう。見た目の老化を予防でき、味覚が向上してダイエットに繋がることもあります。

口腔内は、歯以外の組織が筋肉で構成されています。オイルうがいにはマッサージ効果もあるので、口腔内外の筋肉が滑らかに動くようになり、片方の歯だけで噛むクセや咀嚼不足などで今まで使われていなかった筋肉も活性化され、唾液腺の働きまでよくなるのです。世界的に増えているドライマウスの患者さん以外は、普段、唾液について意識することは少ないかもしれませんが、唾液には大切な役割が沢山あり、消化や抗菌、歯の修復作用などの他にアンチエイジング効果まであるのです。

オイルうがいを行うと、のどにも油分が行き渡り、潤いを与えます。のどのケアとなり、声の健康までサポートしてくれるのです。

どこに効く？——耳と鼻

潤い効果で味覚も嗅覚もアップ

普段、鼻や耳をケアしていますか？　耳掃除や鼻毛の処理といったことではなく、大切な感覚器官である鼻や耳を守るために、何かなさっているでしょうか？

まず鼻ですが、花粉や排気ガスなどを吸わないため、そして風邪予防に鼻やのどが乾かないようにマスクをする方は多いです。マスクは鼻を守る補助アイテムとなりますが、オイルうがいは内側から鼻をケアすることになるのです。

鼻腔は大部分が粘膜で覆われ、その粘膜は鼻水が湿らせていることで、吸い込んだ空気に湿気を与え、体温近くに温めたり、ウイルスや細菌などの異物が入り込まないようにしています。オイルうがいを続けると、吸収された油分が粘膜の状態をよくするのです。これは鼻づまりといった粘膜の炎症が起こりにくくしたり、肺を守ることにも直結します。鼻腔は通常の呼吸によっても乾くので、1日1ℓ以上の鼻水が出ると言われますが、健康な方でも空気の乾燥が強い季節や環境では、鼻の中がカラカラに乾いていませんか？　エアコンなどの空調により、いつも乾いている方も少なくないかもしれません。肺は繊細な作りをしているので、乾いた空気が入ると弱ってしまいます。酸素を取り込む肺の働きが低下すると、全身に悪影響を及ぼします。

そして鼻は臭いを感じる器官です。美味しい食事も嗅覚が鈍れば満足感が低下して食べすぎの原因にもなりかねません。

生活環境や習慣の変化により、耳の老化が早まっていると言われています。オイルうがいによって、耳の血流をアップさせたり、耳の神経を活性化することができます。これが耳の保護、そしてアンチエイジングになるのです。聴覚力の変化は視力などに比べ、自分では分かりにくいのですが、オイルうがいを行って「耳の奥の詰まりが取れたように、聞こえがよくなった」と言う方もいらっしゃいます。

オイルうがいの他に、もう一つの非常に簡単なセルフ耳・鼻ケアがあります。朝のお出かけ前に、耳と鼻の穴にごま油を綿棒や指でほんの少し塗るのもおすすめです（鼻からオイルが垂れても鼻水のように感じないので、少し経ったら鼻の下をチェックしましょう）。

どこに効く？――目と頭

スマホ、パソコンで疲労困憊

オイルうがいは目にもしっかり作用します。

西洋医学では、耳鼻（咽頭）科と眼科が分かれていることが多いですが、アーユルヴェーダでは目、耳、鼻、口などを一つの科として扱います（正確には「鎖骨から上の部分」が対象です）。「1つの科でカバーするなんてありえない」と疑問に思われたでしょうか？

例えば頭痛ですが、まずはかかりつけの内科医を訪ね、必要であれば脳神経外科など他の専門医を紹介してもらうことがよくあります。頭痛の原因は様々なので一概には言えませんが、よくある例として首回りのコリがひどく、脳への血流の低下によるものだったり、眼精疲労のせいで頭痛が起こることなどを踏まえると、1つの科で診てもらうことは理にかなっていると思われます。

本書では、オイルうがいの他に、ちょっとした目のセルフケア方法もご紹介しますが、パソコン作業やスマホの長時間使用などで、目を酷使している方々にもオイルうがいをおすすめします。オイルうがいを行うと、口と目、鼻、耳が繋がる管や、外界との出入り口が開くと言われています。実際のところ、オイルうがいを続けて、「耳の通りがよくなっただけでなく、目もクリアになった気がする」、「目の乾きが和らぎ、楽になった」、「オイルうがいをした日は目が疲れにくい」という感想を頂きます。

眼球は複数の筋肉を動かし、レンズ（水晶体）も筋肉が厚さを調整してピントを合わせます。最近、マスコミで日中のパソコン仕事などのせいで、夕方以降に視力が低下することを「夕方老眼」と呼んでいるそうですが、これぞパソコン画面を見続けて、目の筋肉が凝り固まってしまった結果です。目を潤す涙も乾いているはずです。

そんな目の疲れや症状に対しては、昔から「定期的に目を休めましょう」、「遠くを見ましょう」と言われています。近頃はパソコン用メガネの使用が推奨されたりしています。そういったアドバイスにオイルうがいをプラスして頂きたいのです。

それからオイルうがいは頭部にまで作用します。頭部を覆う筋肉もしなやかになり、経皮吸収された油分が地肌に行き渡るせいか、オイルうがいを取り入れただけで、「バサバサだった髪がしっとりするようになった」という女性もいらっしゃいます。

Column 1

口からオイルがダダ漏れ！

口輪筋がたるんでいます

オイルうがいをして愕然とすることの一つに、口からオイルがたら〜っと漏れることがあります。その理由は残念ながら、口周りの筋肉が弱いから。オイルを含んだ後、そのオイルを保持するため、唇をしっかり閉じ続けることが出来ないのです。

唇の周りには口輪筋という、その名の通り、唇を輪っかのように取り囲んでいる筋肉があります。その口輪筋の役目は唇を閉じたり、前にとがらせたりすることです。さらに頬やあごの筋肉と連動して様々な動きを作りだします。

つまり普段、それらの筋肉を使わずに衰えさせていると、オイルを口に含み、唇を閉じたままの状態をキープできないというわけなのです。左右の頬を動かしたときに口元の筋肉が緩んで漏れたり、オイルうがいによって唾液が分泌され、口内の水分量が増えると、筋肉をより多く使うことになります。

オイルが漏れるようであっても、オイルうがいを続けているうちに口輪筋や連動する筋肉が鍛えられて漏れなくなりますので、ぜひ続けてください。

第2章

オイルうがいをやってみよう

海外セレブもハマった!!

欧米ではオイルプリングセラピーとして

オイルうがいは、欧米で健康意識の高い人々が実践し、世界中に広まりました。口腔内の衛生状態を改善したり、唾液腺の働きをよくすることで、様々な悩みにアプローチしてくれます。驚きの効果がもたらされるため、欧米ではオイルプリングセラピー（Oil Pulling Therapy）と呼ばれ実践者が増えています。

しかし、このオイルプリングは近年に考案されたものではありません。古代インドより数千年にわたって伝承されている世界最古の医学、アーユルヴェーダの治療法の1つで、「ガンドゥーシャ」と呼ばれるものです。

ご参考までにお伝えすると、ガンドゥーシャは、サンスクリット語で「うがいや口を液体で満たすこと」を意味します。ガラガラうがいすることではありません。覚えて頂く必要は全くありませんが、アーユルヴェーダの治療で薬剤を口に含むスタイルは、

「ガンドゥーシャ」と「カヴァラ」の2種類あり、「ガンドューシャ」は、薬剤を口内に、頬が目一杯膨らむほど含み、それを動かさずに保持する方法で、カヴァラは、口に含んだ薬剤を動かす方法です。

医師が治療として処方する時の薬剤は、ごま油をはじめ、ハーブの煎じ液や薬用酒、はちみつなどですが、オイルプリング＝オイルうがいをセルフケアとして行う場合、特別なものは不要です。欧米、特にアメリカでは、ココナッツオイルでのプリングが人気ですが、アーユルヴェーダの健康法では、主に太白ごま油を使います。

数千年前から伝わる古い方法ですが、それは人々が納得する効果や恩恵をもたらし続けている証拠でもあります。そんなセルフケア用オイルとして使われ続けているのが、ごま油なのです。

ごま油は私たち日本人にとって、昔から馴染みのある食材の1つで、健康によい油として知られていますが、近年、ゴマリグナンという抗酸化作用の強いごま特有の成分が含まれていることがわかり、老化やガン予防などのためにますます注目されています。

無味無臭の太白ごま油

安い上に、スーパーで簡単に手に入る

オイルうがいに必要なのは、太白ごま油だけです。他には何も必要ありません。ごま油は様々な種類が売られています。調理によく使われるのは香りのよい焙煎ごま油ですが、オイルうがいで使うのは太白ごま油です。

焙煎ごま油――――高温で深く焙煎されたもの。香り立ちが強く、色は濃い茶褐色。
低温焙煎ごま油―低温でじっくり焙煎されたもの。甘くて香ばしく、色は焙煎ごま油よりも薄い琥珀色。
太白ごま油――――ごまを生のまま絞って精製したもの。無色で旨みのある油。

スーパーで簡単に手に入れることができ、非常にリーズナブルなのもうれしいです。

オイルうがいに使うのは、「太白ごま油」。
スーパーやネットでご購入できます。

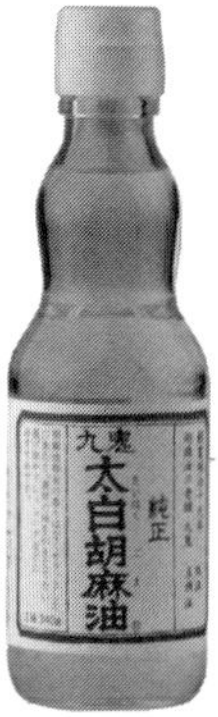

「九鬼太白純正胡麻油」
九鬼産業株式会社
http://www.kuki-info.co.jp/cgi-bin/products/detail.php?id=52

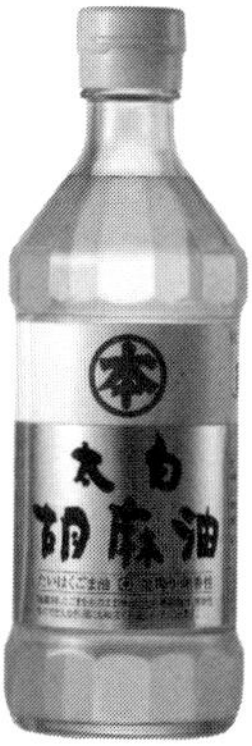

マルホン胡麻油「太白胡麻油」
竹本油脂株式会社
http://www.gomaabura.jp/taihaku.html

必要なのはオイルだけ

太白ごま油さえあればいい

オイルうがいは、太白ごま油さえあればすぐに実践できます。オイルうがいが初めての方は、口の中がどのようになるのか不安に感じられるかもしれませんので、オイルの感触に慣れるまで、少なめの量で行ってみてください。

用意するもの

●太白ごま油

やり方

1　おちょこ約1杯分のごま油を口に含む。
2　口の中でごま油を動かす（じっとしていてもOK）。
3　5分位して、口の中が軽くなってきたのを感じたら吐き出す。

＊最低５分は続けましょう。
口内にオイルが残る感じがする時は、時間を長めにしてみましょう。

＊オイルの量は慣れてきたら50㏄くらいまで増やしていきます。

＊湯煎でほんのり温めてから口に含むと気持ちよいです。

やってはいけない時

- 発熱中や結膜炎のある時
- アルコールを飲み、酔っている時
- ５歳未満のお子さん
- オイルを嫌う方や苦手な人

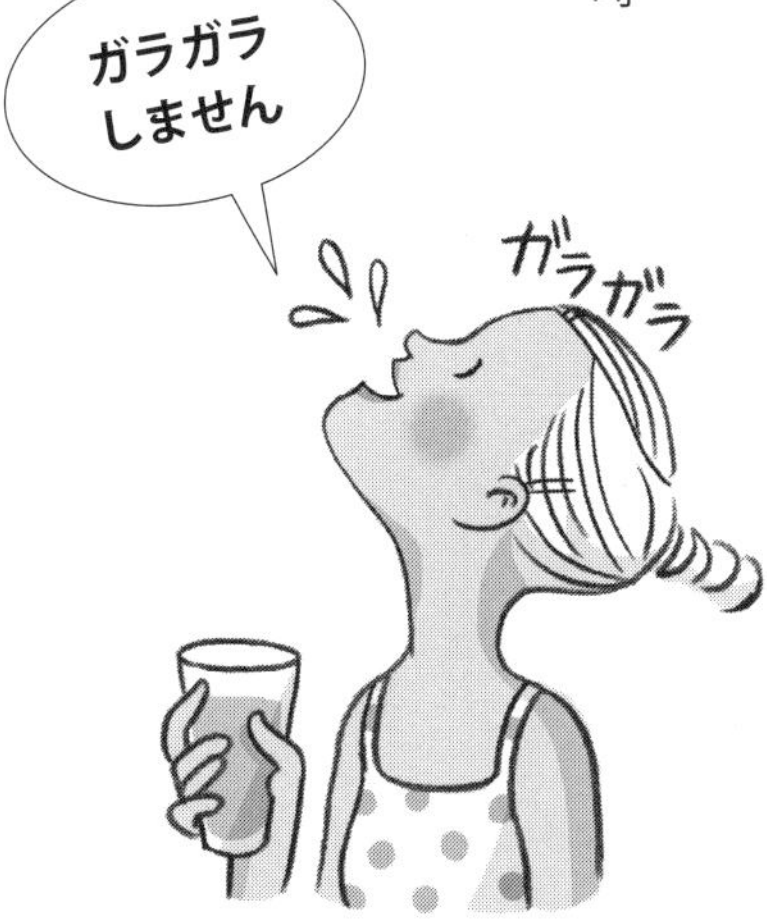

水でうがいするときのように、上を向いてガラガラさせる必要はありません。

うがいスタート

口に含んで動かすだけ

オイルうがい初体験の方は、勇気を出してオイルを口に含んでみてください。オイルを含んだら、ゆっくりとオイルが歯と歯の間に通るように動かします。

オイルが漏れないように唇をギュッと閉じてから、まずは頬を片側ずつ大きく膨らませるように、右、左、右、左とオイルを口の中で転がすように動かしてみましょう。

次に、オイルを歯列を境に前、後ろ、前、後ろとゆっくり動かします。上唇と下唇の裏側（歯茎との間の溝）にも、オイルをしっかり届かせるような感覚で行います。

あごをほんの少しだけ上に向けながら動かすと、オイルが口の奥の方にも行き渡ります。また、のどやあごあたりを手でそっと触れてみると、筋肉の動きが広範囲にわたっていることを確認できるでしょう。

うがいのやり方

オイルを口に含み、左右、前後にゆっくりと動かします。

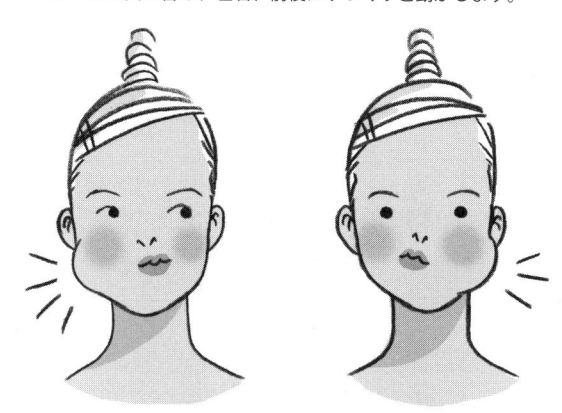

左右の頬を交互に膨らませるように動かす

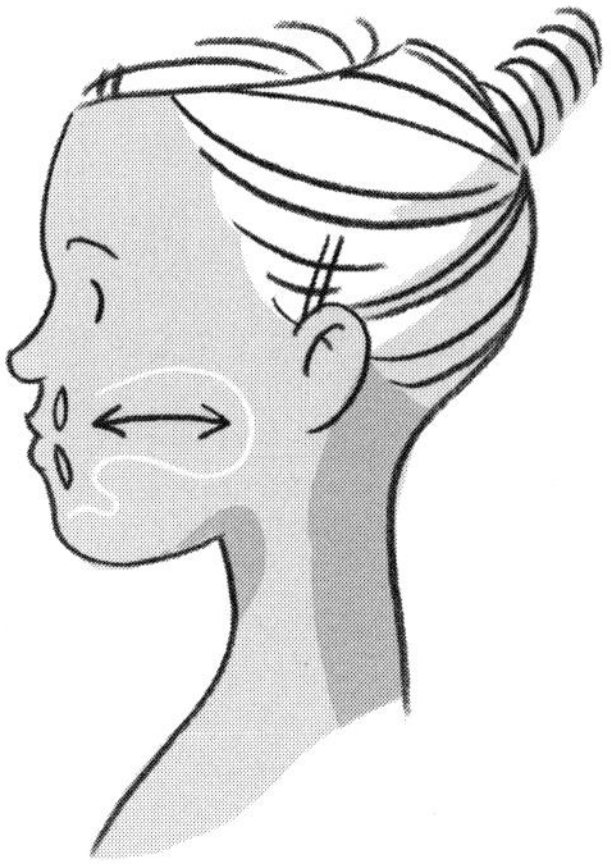

歯列を境にオイルを前後に流すように動かす

いつでもどこでも、やりたい時に

朝起きて〝ながらうがい〟が◎

いつでもかまいませんが、おすすめは朝起きてすぐです。

なぜなら、朝起きた時の口の中が、1日の中で最も汚いからです。なぜなら、寝ている間に雑菌が口内で繁殖するからです。朝起きて口が臭いと感じる人は、ぜひとも朝一番のオイルうがいをおすすめします。

朝起きてすぐにコップ1杯の水を飲むといいと言いますが、口内環境を考えると、おすすめはできません。なにしろ、朝の口内環境は一日の中でも最悪！　朝イチのオイルうがいをしない場合でも、まずは口をゆすぐことをおすすめします。

朝は忙しいという方も多いでしょう。でも、たったの5分です。キッチンで朝食の準備をしている間、コーヒーを淹れて、パンを焼き、目玉焼きを作るだけで5分はあっという間に過ぎます。オイルうがいは口に含むだけでもいいので、身支度とメイクの間でもできます。

それでも朝は大忙しという方は、掃除をする時、テレビを見ながら、お風呂に入りながら……。

オイルうがいのいいところは、やっている間、ほかのことも同時にできる〝ながら健康法〟といえます。

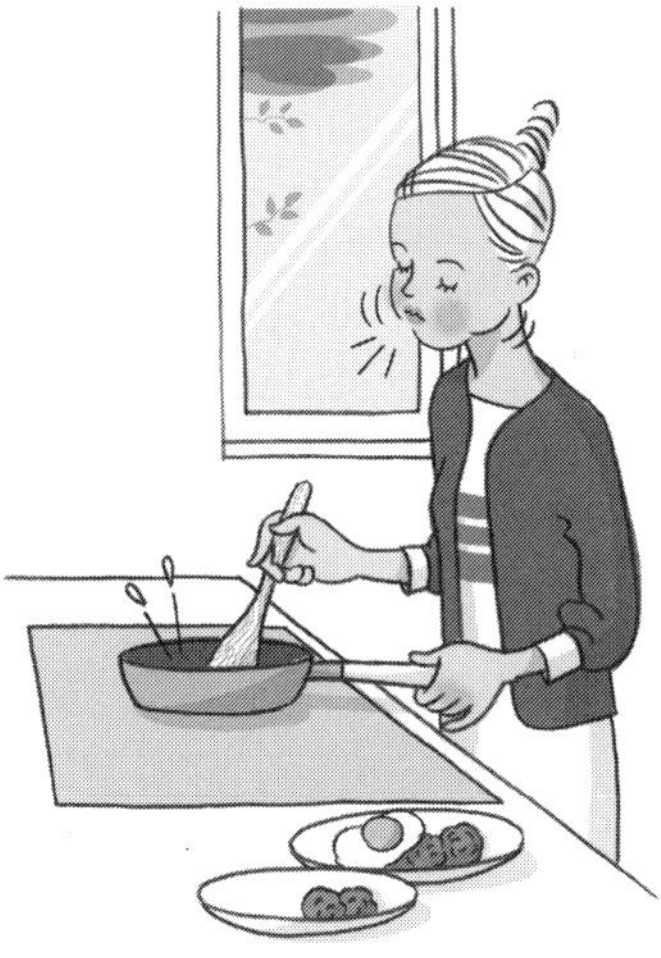

ながらオイルうがいがおすすめ

オイルがサラサラになったら終了

まずは5分間

うがいが適切であれば、口がさっぱりして、軽さを感じられます。市販のメントール系の刺激がする洗口液とは全く別物の、「おだやかなスッキリ感がする」、「安心感で満たされる」と言う方々もいらっしゃいます。

「うがいの適切さ」とは、きちんと唾液が分泌されて、充分な量がオイルと混じり合っているか否かです。唾液がたっぷり出れば、口に含んだオイルが軽くなるので、吐き出した後、さっぱりするようになるのです。

オイルうがいの終了のサインは、

1 眼が潤む。
2 鼻の奥がツーンとするような感覚がする。

3 口腔内に唾液がいっぱいになった時。

ですが、そのサインが分かりにくい方もいらっしゃると思います。また口に含むオイルが少なくて分かりにくいこともあるので、「分泌された唾液とオイルが混ざり、オイルが軽く動かせるようになってきて、それが口の中でいっぱいになったとき」でOKです。オイルを多めに口に含むと終了の目安が分かりやすくなります。オイルを沢山含んで、口の中がパンパンになった状態をしばらく保つことが出来ると、さらによい効果を生み出します。

＊口腔内のオイルは流しに捨てずに、可燃のポリ袋などに吐き出し、可燃ゴミとして処分してください。

Column 2

舌はあなたの体の鏡です！

朝起きたら、あかんべー

朝起きて、鏡に映る自分の顔色や肌、髪の様子で、体の調子の良し悪しが分かります。そのとき舌も見てください。舌は体の健康状態を映し出すため、東洋医学では「内臓の鏡」と言われ、診察の一つに「舌診」があるほど重要視されるパーツです。朝起きて、歯を磨く前に確認してください。チェックポイントは色・形・舌苔の状態です。

ギザギザ舌

舌の淵が波打ったようになっているのは、余分な水分でむくみ、代謝ダウンのサイン。疲れが溜まっていませんか？ 暴飲暴食していませんか？

舌苔びっちり

消化吸収がうまく行われず、舌の上に未消化物が蓄積されていると考えます。風邪を引きやすかったり、全身がむくんでいたり、重だるい感じがあるのでは？

健康な舌

理想はキレイなピンク色。白色の苔が薄くあり、表面に適度な潤いがある。

黄色っぽい舌

体の中に余分な熱が溜まっている状態です。口内炎や胸焼けなどが起こりやすくなっています。

紫色っぽい舌

身体の血行が悪いと判断することが多いです。顔や唇の色も悪くなっていませんか？

第3章

オイルのすごい
洗浄力

根こそぎ浄化

寝起きの口のネバネバって？

私は毎朝、起きたらすぐに歯を磨き、舌もさっとクリーニングしてからオイルうがいを行います。それが終わるまでは、一滴の水も飲みません。

それはなぜでしょう？　朝の口の中は1日の中で最も汚いからです。

就寝中に、口内では細菌が増殖しています。朝起きたとき、口の中が妙にネバネバしたり、うっすら口臭が漂ったりして、不快なことはありませんか？　その原因は就寝中の口内環境の変化にあります。寝ている間は、あまり口を動かさないため、唾液の分泌が減り、細菌の繁殖にはもってこいの状態になります。細菌は食べカスや、剥がれ落ちた粘膜細胞、歯垢などを分解する時に、嫌な臭いを発するのですが、そんな菌の活動が一番活発なのが朝起きた時なのです。

解剖学では、口から食道、胃、腸、肛門まで繋がる道筋を「消化管」と呼びます。つまり、私たちの体には口から肛門まで1本の長い管があるというわけです。

その入口である口から食物を摂り込み、出口である肛門から老廃物を排出しているのですが、何と入口である口腔は、出口の肛門より汚いと言われることがあります。

唾液腺から分泌されたばかりの唾液はとてもキレイですが、その後の唾液には、1㎖あたり約1億個の菌を含むという説があるくらいです。

そこで水分を飲んで体内に流し込んだり、食事と一緒に飲み込んでしまったら……体によいわけがありません。逆に言えば、それを摂り込まないだけで体の負担が減るため、免疫力が上がります。

口腔内の悪い細菌は、虫歯や歯周病の原因になるだけでなく、心臓病や流産などにも関係すると言われています。

口の中で食べカスが詰まる場所は、歯の隙間が10%で、残りの90%は舌の表面や粘膜に付くそうです。私たちは小さい頃から一生懸命、歯を磨くように指導されてきましたが、残念ながら歯磨きだけでは食べカスを取りきれないということです。

舌の表面や粘膜についた菌は、オイルうがいで根こそぎ取りましょう。

口がスッキリ

歯磨き粉の爽快感にだまされないで

よく口の中がネバネバして不快という方はいらっしゃいますか？「朝起きた時だけネバネバして気分がスッキリしない」という方は少なくないかもしれません。「そんなことない。すぐに歯を磨くから」と思われた方は、歯磨き粉の爽快感にだまされている可能性があります。もしかしたら「朝、歯を磨くまでの間、気分がイマイチだったのはネバネバのせいだったのか！」と気づく方もいらっしゃるかもしれません。

口内のネバネバを放置させておくと、健康面だけでなく、日々の暮らし、いえ人生にマイナスなことが起こると言えるかもしれません。ネバネバがある方は口臭もある可能性が高いのです。口内が不快だったり、口臭が心配なだけで気分が下がり、自然と笑顔が出なくなったり、おしゃべりする意欲が低下すると言われています。口臭やネバネバが原因で萎縮して、相手に好印象を与えることができなかったり、大切なことを伝えられず、公私ともよいチャンスを逃してしまったりすることになります。

奥様から何度もオイルうがいを勧められ、仕方なく試してみた40代の男性が、しばらくしてから、「それまで体験したことのない、例えようのないスッキリ感にはまり、毎日欠かさず行うようになった」そうです。そのスッキリ感は、歯や歯茎、舌や粘膜にこびり付いた汚れや細菌、新陳代謝による古い細胞などをオイルが剥がすように絡め取り、さらにはキレイな唾液が分泌されたことで生まれます。

口の中には数百種類の細菌がいます。虫歯や歯周病の原因を作る菌の他、健康であれば日和見菌と呼ばれる、よくも悪くもない菌も多くあります。しかし、加齢や免疫力の低下によって日和見菌が悪い働きを始め、様々な病気を引き起こす原因になるそうです。つまり、口内の細菌を減らすことは全身の健康を守ることになるのです。

私たちは就寝時にあまり唾液が出ないため、細菌の増殖は止められません。また、虫歯の原因菌であるミュータンス菌は食べカスをエサにネバネバ物質を歯の表面に作り、そのネバネバの中で細菌が増えて歯垢となり、そこでミュータンス菌が歯の表面のエナメル質を溶かしてしまう酸を出すのです。歯垢は普通の歯磨きでは取れにくいと言われています。歯垢が付く前にするべき日々の手入れが必要となります。

口臭予防で息爽やか

実は口臭は誰にでもある

仕事やプライベートで人に会う時、自分の口臭が気になることがありますか？「特に大事な人に会う時に限って、臭っている気がする」と言う方もいらっしゃるかもしれません。この場合は緊張により唾液の分泌量が減ったせいだと思いますが、どのような原因にしろ、口が臭いというだけで、どんなに見た目を着飾ったり、清潔感のある服装を心がけていても台無しです。

私たちは生身の人間で、毎日飲食しています。また、前ページに書いた通り、口内では数百種類もの細菌が活動しているため、口臭は誰にでもあるものです。内臓疾患が原因のこともありますが、多くは口の中の健康状態や衛生状態によります。

就寝中に唾液があまり出ないせいで、朝起きた時に臭いやすくなります。日中はどうかと言えば、口内は湿気と温度が適度に保たれるため、歯間に残った食べカスから発生する雑菌が繁殖するにはもってこいの環境になるので油断できません。

「昔は口臭が気にならなかったのに」という方は、残念ながら口の中の老化が進み、唾液の分泌量が減ったと考えられます。それまでは唾液の抗菌作用が働いて、細菌の繁殖や臭いを抑えてくれていたと思われます。

相手が誰であっても、口臭を発していたら、お付き合いに支障が出てきます。世間では実際、相手に不快な思いをさせているのが分かって萎縮して、人と話すことを躊躇したり避けたりしている方が多くいらっしゃるのではないでしょうか。

口臭を防ぐと宣伝する商品をよく見かけますが、それらの多くは香りなどでごまかすものがほとんどです。オイルうがいなら、オイルが口臭の根本原因を取り除いてくれるのです。

余談ですが、食欲旺盛でお腹がよく空く人は、胃が空っぽの時に臭うことがあります。それは胃の中の酵素の臭いが口に上がってきているせいなので、食事までしばらく時間がある時は、何かつまむとよいでしょう。

口臭にお悩みの方はもちろんのこと、現在悩みが一切ない方も、今からオイルうがいを始めて、口内の状態をよりよくしておきましょう。

舌苔も除去

びっちり苔の正体は？

次は舌苔と呼ばれる、舌の表面に苔のように付着する物質についてです。舌苔は、本書で既に何度も登場している口腔内の細菌や、食べカス、さらには舌から新陳代謝して剥がれた細胞などが結合したもので、つまりは舌の上に見られる汚れや老廃物と言えるのです。

舌チェックのコラム（P.44）でご紹介したように、舌は、そのときどきの形状だけでなく、舌苔の付き具合も健康のバロメーターになります。舌苔は口内の細菌と同じように、就寝中に増えるので、毎朝、洗面台の鏡で舌をさっとチェックしてから、やさしく取り除きましょう。飲食物と一緒に飲み込まないことがポイントです。

舌の表面がザラザラしているのは、小さな突起が沢山あるからで、舌苔はその凸凹の間で作られ堆積します。舌クリーナー（舌磨き）のコラム（P.56）で舌苔を取り除く方法をご紹介していますが、オイルうがいを続けていると、さらに取れやすくなるので、舌磨きとオイルうがいの両方を行うのがベストです。

舌苔を体に取り込まないだけで免疫力が上がります。免疫力が上がると元気が湧いてきて、それが目力や皮膚の輝きを増すことになります。免疫力の強化＝体の内側から美人度をアップさせるということです。

オイルうがいと舌磨きを始めてから風邪を引かなくなったという方がいらっしゃいますが、私もその1人です。オイルが口内や喉、鼻腔をケアして、老廃物である舌苔や細菌そのものなどを除外するということは、体の入り口で病原の侵入を防ぐ関門の働きを助けることになるのです。

舌苔がびっちり付いている時は、食べ過ぎや、食べ物がきちんと消化されていないサインです。舌のチェックを始めた方々の中には、「消化に重そうな夕食を摂ると、翌朝の舌苔が多いことに気づき、食事内容を考えるようになった」、「舌苔の量を減らしたいと意識したら、自然とダイエットに繋がった」と言う方もいらっしゃいました。

笑った時に見える歯茎の色を気にされる方が多いですが、意外と舌苔も見えています。健康でステキな笑顔のためにも、オイルうがいと舌磨きを実践しましょう。

万病の元・歯周病予防

大人の8割が歯周病

最近、歯肉炎という言葉をほとんど聞かなくなりました。昔、成人病と呼ばれていた疾患が、生活習慣病という名前に置き換えられたように、近年、頻繁に耳にする「歯周病」の一つとして、歯周病の進行過程の第一段階とされていました。

現在、大人の約8割が歯周病にかかっていると言われています。健康な歯茎は薄いピンク色で、弾力性があり、引き締まっていますが、赤みを帯びて歯との境が腫れて、軽い刺激で出血しやすくなった状態を「歯肉炎」、さらに悪化すると、色は赤紫になり、腫れもひどく、血や膿が出て、歯と歯肉の間に透間ができて、歯がぐらついてしまう状態を「歯周炎」と呼ぶそうです。それらの歯茎の色合いなどがセルフチェックの目安になると思います。

「歯茎から血が出る」という50代の男性がオイルうがいと舌磨きを始めて、「歯茎が引き締まって、血が出なくなった」と報告されたことがありますが、歯周病の進行が心配な方は、一度、歯科医を訪ねると安心です。なぜなら、前述の「歯周炎」が悪化すると、歯周組織が破壊されて、歯が抜けてしまうからです。これが「歯槽膿漏」と呼ばれる状態で、中高年者が歯を失う主な原因なのです。

「口がスッキリ」ページ（P.48）で、歯垢ができる過程を簡単にご説明しましたが、歯周病を引き起こす細菌は、歯垢の中にいて、歯肉に炎症を起こし、先述の過程をたどり、最終的には歯を支える骨を溶かしてしまうのです。また歯垢は取り除かないとやがて歯石になり、そこにも細菌が入り込んで歯周病を悪化させる毒素を出し続けます。歯科では普段の歯磨きでは取れない歯垢や歯石を取り除き、消毒するといった施術がなされます。消毒は大事だと思いますが、それより先に歯周病を招く菌の数を減らすことが大切ではないでしょうか。それを可能にするのがオイルうがいです。

日頃の口腔ケアにオイルうがいを加えて、口内に増殖する細菌をなるべく取り除いてしまいましょう。最近は歯茎の色の改善にレーザーを当てたり、専用の薬やコラーゲンを摂取する方法がありますが、オイルうがいを続けると、ごま油が浸透して歯茎を養い、強くしてくれるので、健康的な色合いに戻すことも大いに望めます。

Column 3

正しい舌クリーニング

歯ブラシでゴシゴシは絶対NG!

皆さんは朝の歯磨き後、舌も磨いていますか？　磨くといっても、ブラシでゴシゴシ擦るのではありません。タング（舌）スクレーパーやクリーナーと呼ばれる器具で、舌の表面をすーっと撫でるように、舌の上に発生した苔を取り除くのです。専用器具の代わりにスプーンでもOKです。カレースプーンほどの大きさが使いやすいです。

舌クリーニングのやり方

起床後、朝食の前に、歯を磨いてから行います。

① スクレーパー（またはスプーン）を舌の中央部分の奥から前方向に、舌に沿わせながら、やさしく動かして苔を取る。舌の右側部分と左側部分も同様に行う。

② 水かぬるま湯でうがいする。

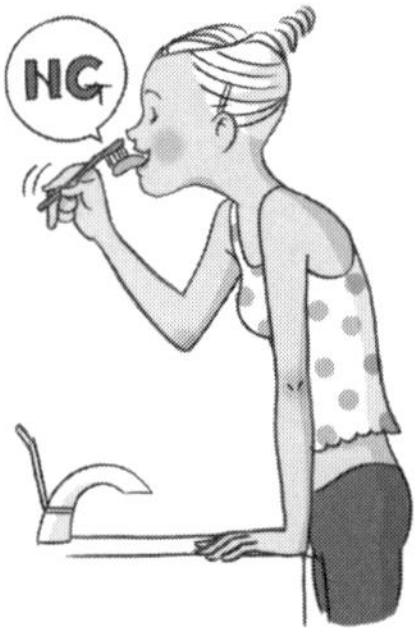

NG

舌を歯ブラシで擦るのは危険です。
舌の凸凹に汚れを押し込んでしまったり、味蕾を傷つけて、味覚不良を起こしてしまう可能性があるからです。

第4章

オイルのすごい浸透力

速攻性の高い経皮吸収

食べるより早く吸収

オイルうがいの効果が、口腔内に限らず頭部や首回りなど広範囲に及ぶのは、口に含んだオイルが経皮吸収されるからです。これが水やマウスウォッシュなどによる、従来のうがいでは得られない、オイルうがいならではの効果です。

経皮吸収とはその言葉の通り、皮膚から物質を体内に吸収することです。私たちは多くの場合、口から物質を、つまり食べ物や薬を口から摂り込み、消化して主に小腸から吸収します。

どちらの場合も吸収された物質は、毛細血管から血中に入り、全身を巡っていくのですが、一つだけ違うことがあります。消化管から養分や薬剤などの物質を吸収した血液の多くは、肝臓へ繋がる血管に流入します。肝臓は体内の化学工場的な臓器で、血液に含まれている有毒物を解毒したり、栄養素をさらに別の形に変えるといった働きをするため、薬の効果が弱まったりします。対して皮膚から物質を吸収した血液は、肝臓を経由せずに全身へ流れていくのです。

消化管や肝臓を経由させない投薬方法の一つが経皮吸収で、その一例が禁煙をサポートするニコチンパッチです。テープに塗られた微量のニコチンが皮膚から血中に取り込まれ、すぐに体内を巡って効くため、喫煙欲求を抑えることができるのです。

薬はそれ自体の効力のみならず、基材の種類や、取り込み口となる消化管や皮膚、粘膜などの強弱や吸収力、肝臓や腎臓での代謝や排泄作用などあらゆることまで考えて作られ、医師もまた患者の体の様々な条件や状態を考えて処方します。

皆さんは、薬の吸収率が体の部位によって全く違うことをご存じですか？　塗り薬の経皮吸収率を調査したリポートによると、前腕の内側を1とした場合、頭部は3・5倍、ひたいは6倍、下あごは13倍と高くなり、何と陰部は42倍だったそうです。

陰部の表面は皮膚よりデリケートな粘膜で覆われています。この調査に使われたのは副腎皮質ホルモンの一種を含んだワセリンで、口腔内の吸収率は調べられていませんが、口腔の表面も粘膜であることを考えると、吸収率は陰部のように非常に高いのではと推測します。実際、口腔粘膜の吸収効率を利用した投薬方法もあります。例えば心臓発作の薬として知られるニトログリセリンは、速やかに患部の心臓へ届かせるために、飲み込まずに口腔内に留め、粘膜から吸収させるのです。

私を含む、オイルうがい実践者にもたらされる口腔内外への様々な効果を考えると、口腔粘膜のオイル吸収効率もきわめて高いと思わずにはいられません。

私はその調査による経皮吸収率の数値を知ってから、ますます肌につけるものに、気を配っています。その時選択できる範囲内で、確実に体に安全なものを選びたい。肌に浸透目的で塗り込むものは、なおさらです。

そのような観点からも、うがいにはごま油です。昔から食用として売られているのですから安心です。読者の皆さんも、経皮吸収によってどのような効果が現れるか観察してみてください。オイルうがいを1日2回行う友人がいます。朝は口腔内の洗浄を目的に、夜は入浴中に目の疲れを和らげるために経皮吸収を意識しながら行うそうで、「夜、うっかりオイルうがいを忘れると、翌日のPC作業ですぐに目が乾いてしまう」と言っていました。

経皮吸収されやすい場所

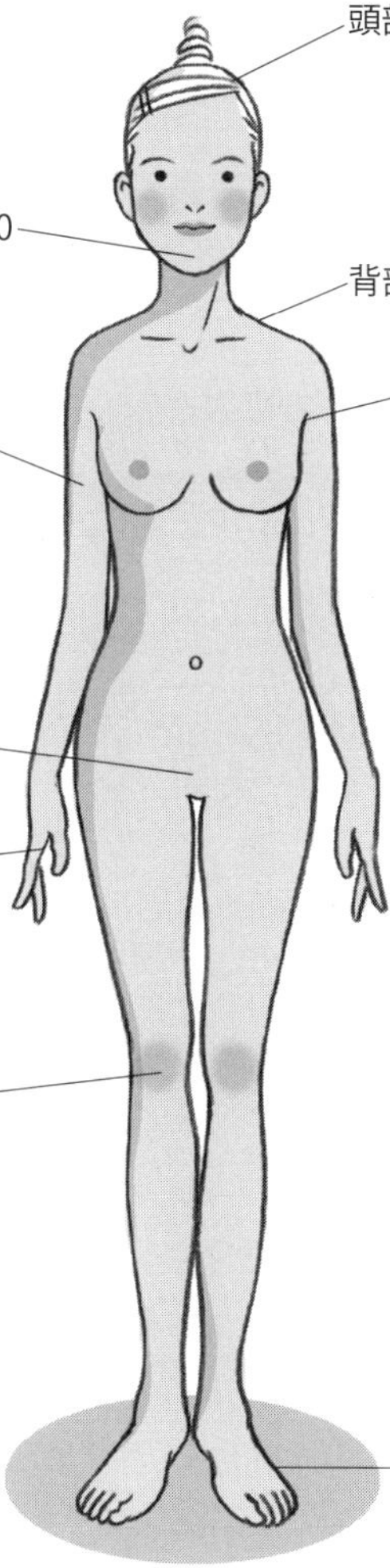

※前腕を 1.0 とした時

血色ハリツヤ

天然のチークを手に入れる

イラストや漫画のキャラクターを若く描きたい時のポイントは何だと思いますか？　答えは頬の色合い、つまり血色を表すチークです。『アルプスの少女ハイジ』の頬には丸い赤色マークが入っています。ハイジを知らない若い方々は、ディズニーの大ヒット・アニメ映画『アナと雪の女王』の主人公たちを思い出してください。いつもピンク色のチークが描かれています（他のディズニー・プリンセスたちもそうですが、頬を高い位置に描いているのもポイントです）。

私たち人間も、頬を盛り上げ、赤みをプラスすれば若さを表現できますが、そこにツヤが入れば、ムチムチぴかぴか肌の完成です。

極端な話ですが、年齢を重ねて老化が進むと、ピンクの頬が消滅するだけでなく、肌からハリやツヤが消えて、くすみが生じ、人によってはドス黒く見えてしまうこともあります。くすんだ肌やツヤがない肌というのは、全く輝きがない状態で、ステンレスで例えると、表面がつるつるでピカピカに光るものに対して、ザラザラに加工させて、いぶし銀の渋さを出したもの。人ものも年齢や年季が入ったなりのよさはあるのは事実ですが、肌の年季は少ないほうが魅力的ではないでしょうか？

老人ホームに入居している高齢者にメイクを施すボランティアの方に聞いた話ですが、無表情で元気がなかった顔に、ほんの少し頬紅をさしただけで、顔色がぱあっと明るくなったそうです。さらに手鏡を覗いたご本人が笑顔になって、チャーミングになり、気持ちも前向きになって、その後の動作が一変するそうです。つまり、見た目の若さは自分にとってても大切なことなのです。

最近は男女を問わず、若い人たちでもハリやツヤが失われているケースが多いように思われます。原因はオイル不足だけではありませんが、若い方々にもオイルうがいをおすすめします。口腔粘膜から吸収されたオイルがお顔全体に広がって潤い不足の解消を促し、さらに血行がよくなるので、血色やハリ、ツヤが戻ってくるのです。内側からのケアとなるオイルうがいでは、年齢を問わず誰でもごま油でＯＫです。

ふっくらリップで若返り

唇にツヤがあるだけで若返る

近年のふっくらリップの発信元はハリウッド女優やモデルです。かの地ではセレブに限らず、美容意識の高い一般女性までもが、いかに唇をふっくらさせるかエネルギーを注いでいます。美容外科での「施術」から、高級化粧品メーカー発の唇美容液に、安価なグロスまで、予算や時間の有無に合わせて様々なアイテムが展開しているのは、日本も同じです。

国を問わず、なぜ多くの女性がふっくらリップを手に入れようと努力するのでしょうか？　それは若く見えるから。人目に付くのは顔であり、中でも視線を集めるのは目や口元だからですが、男性が女性を異性として意識する時などは、自然と唇に目が行くのではないでしょうか？

日本では女性に可愛らしさが求められる傾向ですが、欧米では女性がセクシーに見えることが重要です。ドラマや映画のシーンでも、登場人物が手っ取り早くセクシーに見せたい時、鏡の前で唇に口紅やグロスをしっかり塗っています。男性がキスしたくなる唇か否か？　それがセクシーの基準かもしれません。友人が〝デート直前の仕上げはグロス〟と言っていましたが、なるほど納得です。

目指す唇が可愛い系か、セクシー系か、はたまた清楚派か？　どのような唇を演出するにしても、一番大事なのは自前の唇のコンディションをよくすることではないでしょうか？　多少、唇がカサカサしていても、最近の口紅やグロスなどは、キャッチコピー通りに「塗るだけでプルプル」、「ひと塗りでツヤツヤ」にカバーしてくれるでしょうが、肌と同じで、すっぴん唇がよい状態なら、色もツヤも質感も最高の仕上がりになること間違いなし。

オイルうがいを続けると口腔内だけでなく、そのすぐ外側に繋がる唇の状態もよくなります。オイルうがい実践中の30代女性から、「秋になると唇がカサカサ、冬になるとガサガサして、リップクリームを手放せなかったのに、あまり使わなくなった」と報告が。40代の私は周囲の人に「疲れが溜まると口角が切れて、食事も歯磨きもしみて痛くて嫌になっていたのに、口角が切れなくなったの！」と喜びの声を伝えています。

歯茎強化で美味しく食事

楽しい会話にもつながる

よく噛むことによって、唾液が分泌され、消化が始まります。これは後の胃や腸などでの消化を助けることになるので、よく噛まないと内臓の負担を増やすことになります。歯応えや歯ざわりも食べる楽しみの一つですが、それは体にとって食べてよいものか否かを見極める歯の仕事の一つでもあります。

よく噛むことは、消化の他に、ドライマウス（P.82）の予防や、歯の周囲の血行を促進、表情筋を鍛えて表情を豊かにしたり、脳を活性化し、全身の健康を維持することにも一役買っています。昔と比べてソフトな食べ物が好まれて噛む回数が減ったせいであごの骨や顔の筋肉が充分に発達せず、全身とのバランスが取れなかったり、顔がゆがんだりすることも少なくありません。

そして歯は話すことにも関わります。歯並びに問題があったり、歯を抜くなどして空気が漏れたりすると、明瞭な発音ができなくなります。さらには美容面でも大いに関わりがあります。唇の周りや頬のハリは、まず歯が裏から支えていることで保たれます。また支えの歯がないと、口周りにシワができやすくなってしまいます。治療で奥歯を抜いたりすると頬がこけて、老けて見えることがあります。

この歯を守っているのが、歯茎です。歯茎は家で例えれば「土台」です。土台がしっかりしていないと家が傾いてしまうように、歯にも同じことが起こります。

知り合いの歯科衛生士さんによると、足や手のリフレクソロジー理論のように、歯茎にも全身の反射区があるそうです。この話を聞いた時、マッサージにごま油を使えばさらによい効果を生むだろうと思いました。

歯茎を強化することは、大事な歯自体を守るだけでなく、内臓を元気に保ち、美味しく食べたり、会話を楽しんだりといった笑顔のある生活＝幸せな人生を守るということを意味します。私は食べることが大好きなので死ぬまで自分の歯で食事を楽しみたい。

オイルうがいを継続して、歯茎に変化が出てきたかどうかご自身で知りたい場合は、歯磨きの時のブラシが歯茎に当たる感覚に注意を向けてみてください。歯茎がしっかりしてくることが感じられると思います。是非、習慣化してみてください。

目薬より潤いを与えてくれる

ドライアイ対策

ドライアイはドライマウスに比べ、圧倒的に認知度が高く、私のことだと思う方も多いはず。ドライアイ研究会によると、国内の患者数が２２００万人と推計されたのは２００３年で、その後、研究会員数も増えているそうです。

近年はゲーム機器の爆発的な人気や、スマホ、アイパッドなどの普及で、小さな子までが光る画面を「携帯」したり、家庭でも長時間使い続ける方が多いため、今後もドライアイ人口が増え続けるであろうことは容易に推測できます。

ドライアイとは何かと言えば、目を守るために必要な涙の量が減ったり、涙の質の変化により、目の表面が乾いてしまい、傷が付いたり不快感を覚えたりして機能低下が起こることです。原因はドライアイ以外の疾患や薬の副作用の他、環境や現代の生活習慣によることが多く、パソコンやスマホなどのディスプレーを長時間見続けるといった目の酷使以外に、空調やコンタクトレンズの使用が指摘されますが、単に老化のせいとも言われています。

つまり、目は常に涙で潤しておく必要があるのですが、その涙は単なる水ではありません。涙には洗浄、抗菌作用があり、目の老廃物や外から入ってくる雑菌を流したり、炎症などを予防する他、目に酸素や水分、栄養分を供給し、カメラのレンズのような役目をする角膜の表面を滑らかにすることで、クリアな画像を網膜に届けるといった重要な役割を果たしています。

その涙を眼球全体に広げるのがまばたきなので、何かの作業に没頭するなどして、まばたきの回数が減るのを避けなければなりません。

私の友人は「目が乾くたびに目薬を注していたけれど、乾きは治まるどころか、ますます乾いていた。オイルうがいを始めてから目薬要らずになった」と言います。目と口は内部で繋がっているので、オイルの効果は毛細血管を経由する他、その道筋を伝っていると考えられます。目の乾きは機能だけでなく、目力も落としてしまいます。オイルうがいで目や周辺組織もケアして常に潤いを！

瞳の輝きでイキイキ

目の大きさよりキラキラ感！

魅力的な目とはどのような目でしょうか？　大きな目に憧れる女性が多いため、女性誌などでは頻繁に目を大きく見せるためのメイク方法が紹介されています。私も一重まぶたですが、今では目の大きい小さいは関係なく、瞳に輝きのある目がよいと思っています。日本人に限らず、欧米のモデルや女優でも、細い形なのにとても魅力的な目をしている人がいます。なぜ魅力的なのかと言えば、瞳に輝きがあるからです。それが若く見える秘訣でもあるのです。

漫画に登場する女性の顔を魅力的に描く時、目にキラキラ輝く星が入ります。私たちも写真を撮る時、目に光を少し入れるだけで、グッと可愛く写ります。魅力抜群で、実年齢より若く見える女優やタレントさんの顔を思い浮かべてみてください。目がキラキラしているだけでなく、瞳が潤んでいるように見える方が多いはずです。唇はグロスで潤いを見せることができますが、アイメイクで可能なのは目の周りのキラキラだけで、瞳をうるうると潤わせることは不可能です。

年齢を重ねると、体が衰えるのと同様に、目にも力がなくなります。若い頃に比べ、目の潤い不足のせいで、白目が濁って見えたり、目の輝きを失っている方が少なくないと思います。瞳をキラキラさせるには、目に潤いがあってこそなのです。最近は目に潤いがない若い人も増えています。たとえ齢が若くても、どんより死んだ魚のような目では、一生懸命メイクした顔も台無しではないでしょうか。「目は口ほどに物を言う」ということわざがありますが、肝心の目が乾いていたら、何も伝わりません。

オイルうがいを始めてから、「目の乾燥を感じなくなった」という方々の他、「朝、鏡に映る目が澄んでいるようになった」、「同僚から目が潤っていると言われて驚いた」、「久しぶりに会った人から、白目がキレイになったねと褒められた」という声も。

それからスマホの長時間使用には注意が必要です。特に揺れる電車内で小さく光る文字を追うことや、暗闇でスマホの強い光を浴びることは目の酷使となります。目への負担を減らしながら、オイルうがいで瞳の輝きを取り戻しましょう！

美声を作る

声が与える印象は顔に匹敵《ひってき》する

声にも年齢が出ます。話し方や話の内容はさておき、声のトーンや強弱などから、その人の年齢以外に性格や雰囲気、体力の有無から健康状態まですべてが出るため、声の診断があるほどです。

電話では姿形が見えないため、相手の声からどのような人なのか想像し、勝手に判断することになります。実際、私はそれまでお会いしたことのない女性と電話で応対した時、ガラガラ声の持ち主だったため、私よりずっと年上の方だと思い込んでいたのですが、面会してみたら想像よりはるかに若くて美しい方だったので驚いたことがあります。

私たちは意識せずして、声から相手に様々なサインを送り、耳から相手の情報を受け取っているため、美しい声をキープすることが大事になります。声が与える印象は予想以上に大きく、例えば恋愛の場では後のお付き合いに、またビジネスの上では後の取り引きに、よくも悪くも響きます。

アナウンサーやナレーターではない一般人でも、耳に心地よい魅力的な声を持つ方に出会うことがあります。そこで私は、プロのように発声や話し方のトレーニングを受けているわけではないのになぜ魅力的な声なのだろうと不思議に思いましたが、すぐに答えを見つけました。それは、ズバリ潤いです。魅力的な声は、潤いのある声ではないでしょうか？　ガラガラのハスキーボイスがセクシーに聞こえることもありますが、一般に美声と呼ばれる声から、何となくステキな声までプロ・アマ問わず、よい声には潤いがあることに気づきました。

潤いのある声を出すには、のどを常に潤わせておく必要があります。声を生み出す声帯は筋肉の膜でできています。最近は、乾燥する冬だけでなく、空調によって一年中乾燥状態にあると言えます。風邪や花粉症の予防にマスクをするのは加湿効果を期待できますが、加湿＋オイルうがいでのどに油分を与えることで、さらに相乗効果を得ることができます。

常に潤いのある魅力的な声を出して、いつでも相手を魅了してしまいましょう!!

血流アップで肩こり解消

筋肉もしなやかに

最近は電車に乗るほとんどの人がスマホを凝視してコリを誘発していたり、生活習慣の変化により小学生や未就学の子ども、さらには飼い主の顔を見上げることが多い小型犬にも肩コリがあるそうで、日本は肩こり大国かもしれません。

よく「肩コリ」と呼ばれていますが、実際は肩ではなく、首の筋肉が凝っている人も多いです。いずれにしろ、コリの原因は様々で、内臓や背骨などの疾患に起因することもありますが、一般的な要因は肩や首の筋肉の疲労です。

疲労と聞くと、筋肉を使いすぎて疲れたイメージを持たれる方が多いかもしれませんが、疲労は長時間のデスクワークや車の運転、はたまた足を組んだり猫背で座り続けるなど、同じ姿勢や無理な姿勢を取り続けたせいでも起こるのです。全身の筋肉をほどよく動かすことなく、頭やその姿勢を支える筋肉達が、ずっと「支える」仕事を続けるため、それらの筋肉が硬くなり、血流が低下してしまうのです。

血流が悪くなると、血液に含まれる酸素や栄養分が細部まで行き渡らなくなり、筋肉中に作り出された疲労物質が回収されないといった理由からコリが起こり、ひどい時には痛みが生じると考えられています。

オイルうがいを行うと、顔や舌を動かすので、口腔や周囲の筋肉が滑らかになり、筋肉内の血流がアップします。あごや首周りに手を当てたまま、舌を大きく動かしてみてください。その辺りの筋肉も連動することが分かります。また口腔粘膜から毛細血管に吸収された油分も筋肉を滋養したり、老廃物の回収を助けることになります。実際、いつも首から肩までガチガチに凝り固まり、首が回らなかった30代のOLさんが、オイルうがいを1度試しただけで首が回るようになり感激されたというエピソードに私も驚きました。

オイルは関節にもよいので、顎関節にも作用して、こわばりなどを緩和します。機械を放置すると、錆びて動きが悪くなります。歯車にオイルを注すように、体にもオイルを注入して動きをよくし、いつまでも錆びない体をキープしましょう。

Column
4

はちみつのすごい力

歯磨き粉の代わりにも

はちみつは昔から身体によい自然の食べ物としておなじみですが、アーユルヴェーダでは加熱されていない「生はちみつ」を用います。生はちみつとは、加熱殺菌されていないもの。すぐにエネルギー源となる糖質や、体の機能を正常にしてくれるビタミンやミネラルなどを豊富に含むはちみつは、アーユルヴェーダの教えにもあります。

・身体の重たさを取り除く。体内の脂肪を削り取る。
・殺菌作用。傷口の治りを早くする。
・強壮剤になる優れた甘味料。
・一緒に摂取したものを体内で素早く運んでくれる。

朝、スプーン１杯の生はちみつにターメリックパウダーを少し混ぜて食べると、体にはちみつの強壮作用とターメリックの抗酸化作用をチャージできます。また、殺菌作用があるので、冷ました白湯ではちみつ水を作ればうがい剤になります。生はちみつで歯磨きするのもよいのです。また、砂糖の代わりに調理にはちみつを使うことがありますが、アーユルヴェーダでははちみつを加熱すると毒（AGEs）が生じると言われています。
＊生はちみつは、専門店やネット通販で入手可能です。

第5章

オイルのすごい唾液力

唾液力を高める

現代人の唾液は減り続けている

オイルうがいを続けると、口の中の衛生状態がよくなるだけでなく、口の内側と外側、顔、首などの筋肉の硬直や緊張が和らぎ、滑らかになります。全身にオイルを使ったマッサージを受けたことがある方は、オイル自体の作用も加わることで、筋肉の硬さやコリが取れやすくなり、しなやかになりやすいなど、リラックス感も含めたオイルマッサージならではの効果をご存じだと思います。オイルうがいはそんなオイルマッサージを口腔内にしてあげることになるのです。

実際のところ、オイルうがいを始めるまで、口腔内外の筋肉が使われずに衰えていることに気づいていない方が多いです。そもそも口内の、目に見えない筋肉が硬くなっていることを指摘されることもないでしょうし、意識を向ける方のほうが少ないのではと思います。

現代社会に生きる私たちは昔と比べ、食べ物を噛む回数が減ったせいで、あごの骨や筋肉が未発達だったり、しっかり噛むことが少なくなったせいで、筋肉を大きく動かさないため、筋肉が硬くなっていたりします。また左右どちらかばかりで噛むクセなどによって、あごや顔が歪み、顔や頭、首の筋肉の動きに左右差が生じ、片側ばかり凝り固まってしまったり、さらには全身の筋肉バランスにも影響を及ぼします。

オイルマッサージの話に戻ります。施術後は、筋肉が本来のしなやかさを取り戻し、気持ちがよくなるだけでなく、色ツヤもよくなりますが、それは血液やリンパの流れが改善した証拠です。オイルうがいを行うと、口腔内の筋肉にも同じことが起こるようになりますが、もう一つ、唾液の分泌がよくなるという、とてもありがたい作用があるのです。

読者の皆さんは、唾液がどこから出てくるのかご存じですか？　いつもしっかり出ているでしょうか？　今まで自然と口の中に湧き出てくる唾液にあまり注目したことがなかった方が多いのではないでしょうか？

唾液は主に耳下腺（左右1対）、舌下腺、顎下腺と呼ばれる唾液腺から分泌されます。その他に頬や唇の内側、舌の表面などにも小さな唾液腺があり、1日に1〜1・5ℓも出ています。唾液は大部分が水分で、残りの主成分が唾液アミラーゼという消化酵素と、ムチンと呼ばれる粘液なのですが、ぜひとも注目して頂きたい働きが沢山あるのです。

唾液の作用

1 消化作用―唾液アミラーゼが食物の炭水化物に含まれるデンプンを分解する。
2 粘膜保護作用―ムチンが食物を滑らかにする他、口腔粘膜を覆って保護する。粘膜の保湿、付着した細菌を口の外へ排出する作用もある。
3 自浄作用―歯の表面や歯間に付いた食べカスや、口腔粘膜の汚れを洗い流してきれいにする。
4 抗菌作用―唾液に含まれる抗菌作用を持つ物質が細菌の増加を抑制する。
5 緩衝作用―ph（ペーハー）を中性に保ち、細菌の繁殖を抑える。歯は酸に弱いが、食後酸性に傾いた口腔内を唾液で中和して、虫歯になりにくくする。
6 再石灰化作用―歯の表面を修復する。歯は酸や飲食物などで常に表面が少し溶けるが（脱灰《だっかい》）、歯の表面を再生して（再石灰化）虫歯を防ぐ。

この他、唾液は食べ物を溶かして味覚を喚起したり、若返りに効果のあるホルモンを含んでいたりするのです。先日、テレビ番組で、普段のお料理に使う野菜のカットを大きめにするなど工夫して、噛む回数を増やしたら、唾液の分泌量が2~3倍になったという実験結果を放送していました。唾液の分泌は主に口腔やのどの粘膜が刺激されたり、舌を動かすことで自律神経を介して促進されます。オイルうがいを続けると、舌や筋肉の動きが活発になり、唾液腺の働きも活性化して、唾液の分泌量が増えるというわけです。

唾液腺

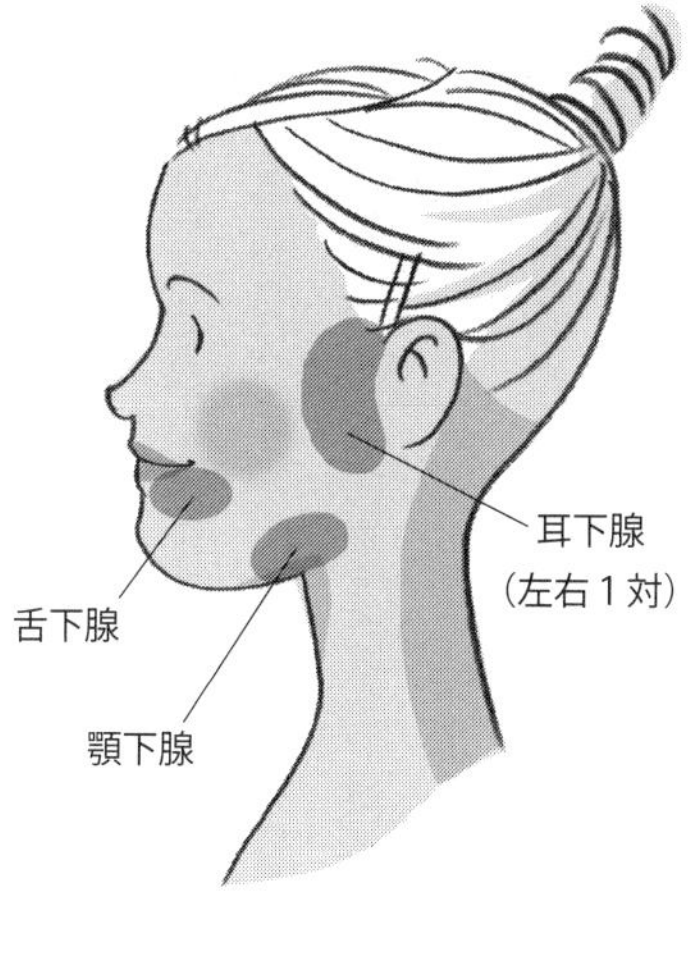

ドライマウス予防

ダイレクトに乾燥を防ぐ

ドライマウスになると唾液の分泌量の低下や口腔内の乾燥により、常に水分補給が欠かせない、話しづらい、食べ物を飲み込みにくい、舌がひび割れて痛い、口臭がきつくなるといった問題があり、目が乾燥する「ドライアイ」が注目された時のように、最近マスコミで取り上げられることが増えてきました。

近年はドライマウスの悩みが増えており、日本で推定2200万人いるドライアイ患者の多くがドライマウスの症状を併せ持つと言われています。欧米では人口の約25％が罹患者だという報告もあり、ドライマウスの研究団体や専門外来が設置されるほど、深刻な状況になっています。

目や口に限らず、体は本来、老化と共に水分量が失われ、徐々に乾燥していくのですが、現代社会に生きる私たちには、エアコンの普及や生活習慣の変化など、体を乾燥させやすい条件が増え、年齢が若くてもドライ化してしまう環境にあります。

ドライマウスの原因は、自己免疫疾患、糖尿病、腎臓疾患といった病を除くと、ストレスや薬の副作用、タバコ、老化、口呼吸、不健康な食生活など様々で、噛む力や回数の減少も大きな一因ですが、症状の多くは唾液の分泌量が減ることで起こります。

口腔内が乾いたままだと、食べる、飲む、話すといった日常の基本的な動作が阻害され、味覚もダウンするので食事が楽しめなくなり、日々の幸せが遠のきます。また唾液の力も発揮されず、口内の汚れを流したり、殺菌できず、歯の修復作用も低下し、虫歯や歯周病になりやすくなります。飲み込む力が低下した高齢者の場合、細菌が唾液と一緒に過って気道に侵入し、誤嚥性肺炎を起こす危険性も生まれます。

一般的なドライマウスのセルフケアとして、食事内容を見直して噛む回数を増やしたり、ガムを噛むことで唾液の分泌を促すことや、水分をこまめに摂ったり、薬局や歯科で入手可能な保湿剤を使用して潤すことなどが提唱されています。

オイルうがいの最も望める効果は唾液力の向上です。唾液の分泌がスムーズになり、口腔粘膜から吸収されたオイル成分が周りを潤し、のどや口内の乾燥を防いでくれるのです。

消化力アップ

消化は口の中で始まる

多くの方々が子供の時に、「よく噛んで食べなさい」と言われたと思います。その時、きちんと「唾液には大切な役割が沢山あり、その一つが食べ物の消化を助けること。食べ物をよく噛んで小さくしながら、唾液と混ぜ合わせながら食べるのが大事なの」と説明され、最後に「そうしていれば美人になる」（男子なら「かっこよくなる」）だとか「頭がよくなる」と言われていたら、もっと多くの子が一口30回づつ数えながら噛む練習をしていたかもしれません。

実際、食事中に噛み足りていなくても体は成長します。しかし消化の仕組みを考えると、よく噛んで食べる子たちと、そうでない子たちを追跡調査したら、学力や身体能力、免疫力など様々な項目で大きな差が出るのではと想像できます。

私たちの時代の食事内容は、何度も噛まなくても飲み込めてしまう食べ物が増えたため、よく噛むことが大事と分かっていても、実践できずじまいの方が少なくないと思います。汁気の多い食べ物なら、ほとんど噛まずに掻き込めるし、水分の少ないメニューでも、飲み物で流し込むように食べる方もいらっしゃいます。

本書を手に取ってくださった方々は、これを機会に唾液の消化作用にも注目してみませんか？　食物の消化は胃そのものが行うのではありません。唾液や胃液などに含まれる様々な消化酵素が、それぞれ違う種類の養分を分解し、さらに別の酵素がもっと小さくするなどして体に吸収しやすい形に変えるのです。唾液中の消化酵素であるアミラーゼはご飯やパン、芋などに多く含まれるデンプンを消化します。

つまり、口内で食べ物を噛み砕き、唾液とよく混ぜ合わせれば、デンプンの消化が進むため、胃腸での次のステップが楽になります。またデンプン以外の食べ物も唾液の水分が加わり軟らかくなるので、その後の消化の長い道のりがスムーズになるのです。

体によいとされる食べ物でも、水で流し込んだりしたらきちんと消化されず、元気の源になるエネルギーや、美肌を作るといった様々な代謝に支障をきたしてしまいます。消化で体に余計な負担をかけたり、老けさせないためにも唾液を充分に出して消化をロケットスタートさせましょう。

味覚強化で食べ過ぎ防止

鈍い味覚が思いがけない不調を起こす

唾液には、口に入れた食べ物に水分を与え、味覚を感じさせるという働きもあります。水分をたっぷり含む食べ物ならば、舌に触れてすぐに味がしますが、おつまみのスルメイカなど、硬くて乾いたものは噛み進めてから味が強くなります。それは、その食べ物が奥歯ですり潰されながら、唾液と混ざり合った結果です。なぜなら味覚は、主に舌の表面にある味蕾という、字のごとく花の蕾のような形をした小さな器官がセンサーになっているため、食べ物が硬くて乾いたままだと味を感じ取ることができないのです。味覚が起こるためには唾液と混ざって味蕾に届く必要があるのです。

味蕾は舌の表面の他にも、上あごやのどなどにも分布していますが、舌の味蕾は、舌の表面に肉眼でも見えるザラザラした小さな突起の上や、その溝の側面に多くあるので、舌が汚れていると味蕾が塞がれ、味覚が鈍くなってしまいます。

舌の汚れといえば、舌苔です。舌苔を作る物質の一つは、新陳代謝により剥がれた細胞です。舌でも絶えず新しい細胞が生まれ、死滅した細胞がめくれてくるため、舌苔は健康な人にも発生します。本書では舌苔を適度に取り除くことを習慣にするようおすすめしていますが、それは衛生上のことだけでなく、味覚のためでもあるのです。

よく味覚障害に亜鉛不足が指摘されますが、味覚はドライマウスで唾液が足りないせいでも低下します。そもそも味覚は食事を楽しむ以前に、これから食べようとするものが安全か否か教えてくれる感覚でもあるのです。体にとって毒になりそうな味がした時、唾液が一気に出てきて、外に吐き出す手伝いをします。唾液が充分に分泌され、味覚がきちんと働く状態は、口からの異物混入を防いでくれるライフガードの役目も果たすのです。

味覚が鈍ると必要以上に味付けが濃くなり、塩分過多から高血圧になったり、食べすぎて太ることもあります。オイルうがいと舌磨きを始めただけで味覚が向上し、食べる量が自然と減って痩せた方もいらっしゃいます。そんなこんなで味覚を強化することは、健康を維持するために、そして食べる楽しみ＝幸せに生きるために、とても大切なことだと考えます。そしてこれは、ボケ予防にもなります。

バクテリア除去

歯茎から全身に菌が広がる

ヒトに限らず、動物の体はよくできたもので、外部から侵入してきたり、既に体の内外に生息する細菌が増えても、それに対処する機能を持ち合わせています。口の場合は唾液がその役割を果たしています。

唾液はその水分が、口内の細菌や食べかすを洗い流してくれるだけでなく、ラクトフェリンやリゾチームといった殺菌作用を持つ物質が、飲食で酸性に傾くpH（ペーハー）を中性に戻して、細菌を増えにくくするといった様々な作用を持ちます。そのため、本来、食べ物をよく嚙み、舌をしっかり動かして、常に唾液が充分に出ていれば、適度な歯磨きと舌のクリーニングをするだけでも、さほど問題にならないはずなのです（もちろん甘いものを食べ続けたりするといった状況は別ですが）。

近年、細菌の感染症である歯周病が、心臓や脳血管の疾患や、糖尿病、誤嚥性肺炎なドと関わりがあると指摘されています。また妊婦さんは一般的に、妊娠中の女性ホルモンの状態により歯肉炎にかかりやすくなり、歯周病の妊婦さんは低体重児出産や早産の危険性が高くなることも言われています。

生活習慣やストレスなど様々な要因が絡んでいますが、なぜ歯周病が、口から遠くに位置する臓器や、子宮の中にいる胎児に影響するのでしょう？　それは歯周病の原因菌などが、腫れた歯茎から血管に入り込み、血液循環によって全身に広がるからです。その細菌などが刺激となり、動脈硬化を誘導する物質を出してプラーク（脂肪性沈着物）を作って血管内を狭くしたり、剥がれたプラークが血管を塞ぐなどして血の流れを妨げ、狭心症や心筋梗塞になるとされています。糖尿病との関わりは、歯周病菌が持つ毒素が血糖値を下げるインスリンの働きを阻害してしまうからで、その毒素は細胞壁にあるため、細胞が死滅しても残ります。そして妊婦さんですが、これも口内の歯周病菌などが血液に入り、胎盤を通って羊水が汚染され、胎児に影響すると考えられています。

命を守るためにも、口の衛生状態をよくすると同時に、天然の殺菌剤とも言える唾液を常に充分に出せる状態をキープしましょう。

免疫力を高めて老化防止

唾液は体への負担を減らしてくれる

唾液の効果をおさらいすると、

1 病気の原因となる細菌やウイルスを殺して体内への侵入を防ぎ、口腔内の雑菌繁殖を抑えて免疫力を上げる。

2 味覚を強くすることで、濃い味付けが不要になる。食事の満足感が増して、食べすぎ防止にもなる。

3 消化の働きを高めることで、消化吸収がよくなる。消化に費やすエネルギーをセーブして、代謝など他のことに使えるようになる。

どれも体を健康に導く作用ですが、一つ共通しているステップがあります。それは「体に余計な負担をかけない」ようにすることです。

免疫力が低下すれば体調不良になりやすく、食べ過ぎれば消化が困難になり、肥満や病のもとになります。食事の量が適切でも、キチンと消化できなければ、様々な弊害を起こすことになるので、健康から遠ざかってしまいます。

逆に言えば、体に余計な負担をかけなければ健康でいられるということです。全身の生理機能が安定し、やがて疲れにくくなるといったことが起こります。

また唾液には、上皮細胞成長因子や神経成長因子と呼ばれる物質が含まれています。上皮細胞成長因子は、皮膚などが傷ついた時に血液や汗、唾液などによって供給され、傷跡を残さずに修復する作用があります。神経成長因子は、神経細胞の修復を促す作用を持ち、脳の損傷を修復したり、脳の老化を防ぐ働きがあります。唾液を飲み込むとその物質は胃で分解されますが、口腔粘膜の下の毛細血管から吸収されて、脳に届くと考えられています。

さらに唾液にはフリーラジカルを分解・除去する働きもあります。フリーラジカルは自由に動き回る電子を持つ分子や原子のことで、常に不安定で他の分子と素早く反応し、体に破壊的な作用を生じさせ、老化やガンの原因になるとも言われています。

唾液を充分に出すことが体を健康に、そしてアンチエイジングしてくれることになるのです。

Column 5

ミルク洗顔でお肌ツルもち！

牛乳の抗酸化力で老化防止

肌の悩みといえば、ニキビや吹き出物、シミ、シワ、毛穴の開き……。それらを解消するには体の内側と外側、両サイドからのアプローチが必要です。ここでは肌に外側から効かせるミルク洗顔をご紹介します。牛乳は脂質やタンパク質、カルシウムなどの他に酵素を含みます。かつて酵素洗顔やパックが流行ったので、酵素が肌の古い角質や、余分な皮脂、汚れを取り除いてくれることは多くの方がご存じかもしれません。逆にあまり知られていないのが、牛乳にはビタミン類も含まれ、中でもビタミンAが豊富なこと。ビタミンAは抗酸化力が強く、老化を抑制するため、一般の美容クリームなどによく使われています。牛乳の天然成分で、肌を白く柔らかく、つるつるモチモチしっとりさせましょう！

ミルク洗顔のやり方

① ほんのり温めた牛乳を洗面器に入れる。
② 牛乳を手にすくい、やさしく顔面に当てる。数回繰り返す。
③ 水やぬるま湯で肌に残った牛乳を洗い落とす。
④ タオルで肌に残った水分をやさしく、おさえるように拭く。
＊ 特にニキビや吹き出物による赤みや、顔のほてりを鎮めてくれます。

第6章

オイルのすごい筋トレ力

うがいは顔の筋トレ

表情筋は30%しか使えていない

皆さんは日頃、体の筋力をキープするために、定期的に運動していますか？　何もしないでいると筋肉は衰えるばかり。大事な筋力の低下を防ぐには、筋肉を動かし、鍛えるしかありません。

「筋肉は何歳からでも鍛えられます」、「始めるのに遅すぎることはありません」といったフレーズと共に、生活習慣病の予防や健康増進、アンチエイジングのために定期的に体を動かすことが提唱されていますが、顔はいかがでしょう？

日頃、顔芸をする人や、フェイスヨガなどを実践している人は別として、普段「顔を動かす」意識のない方は、顔の筋肉をあまり使っていないのが現状です。目、口、鼻などを動かし、様々な表情を作り出す表情筋でさえ30％くらいしか使っていないと言われています。

小顔を作る筋肉

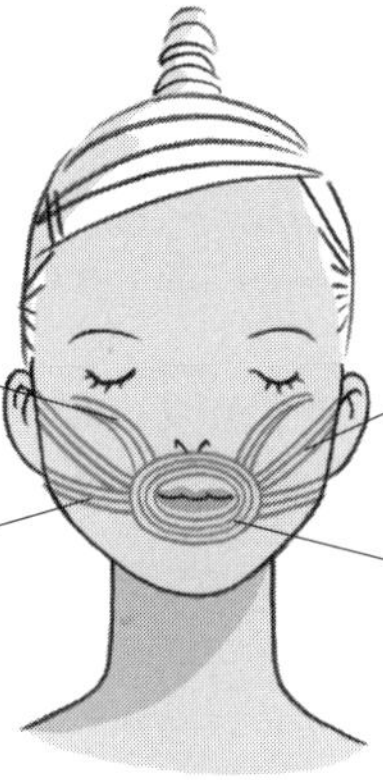

体の筋肉同様、顔の筋肉も使わないと衰え、たるみます。それが表情筋だと、その上を覆う皮膚も一緒に下がるため、ハリを失い、シワも発生。ほうれい線は深くなり、口角やフェイスラインも下がり、老け顔まっしぐら。男女問わず、見た目の若い人は、お尻の筋肉がキュッと締まっていますが、口周りも同じです。

オイルうがいを行うと、日頃使っていない顔の筋肉を動かすので、それだけで顔の筋力アップが可能です。特別な器具も一切不要で、こちらも始めるのに遅すぎることはありません。オイルうがいで顔年齢をマイナスさせてしまいましょう。

小顔になる

口の筋トレがむくみに効く！

30代以降の女性から「気がついたら、体重は変わっていないのに、顔が大きく見えるようになった」という声をよく聞きます。

これは加齢による顔のたるみやむくみのせいだと思われます。

見た目がよい条件の一つとして「小顔」がもてはやされています。エステサロンなどでは小顔を目指すフェイシャルメニューが多々あり、雑貨店や家電売り場には、顔面に沿ってコロコロと当てるように使うローラー式美容器や、フェイスラインを上げるために装着するマスクなど、あらゆるグッズが並んでいます。

これらのグッズは肌の土台となる筋肉に刺激を与え活性化させ、引き締め効果を狙ったものです。顔の筋肉も体の筋肉同様、動かさないでいると、衰えて硬くなったり、たるんでしまうのです。昔は風船を何度も膨らませればいいといった美容法もありました。

むくみ対策として、もう一つ低下している機能をよくする狙いがあります。その機能とは一体何でしょうか？　それはズバリ代謝です。内臓疾患をお持ちの方や、薬の副作用のある方は別として、むくみは代謝が悪いために起こるので、代謝を上げればよいのです。代謝は、血行やリンパの流れをよくすることでアップします。

一日中、デスクワークや立ち仕事を続けて「夕方になると足がむくんでしまう」、「むくみで太くなり、だるい」という女性に、仕事の合間に足首を回したり、なるべく歩くようにするといった簡単な運動のアドバイスがあります。顔にも同じことがいえるのです。

オイルうがいは、顔の様々な筋肉を運動させます。今まで使われずに眠っていた筋肉や、首の筋肉まで動かすので、続けていれば自然と代謝もアップするので顔のむくみも解消します。以前の顔よりフェイスラインがスッキリした小顔を目指すことが可能なのです。

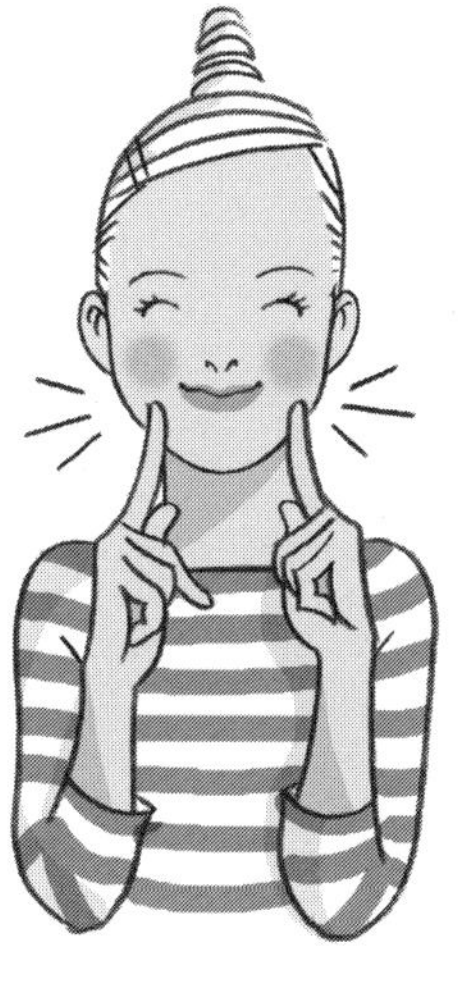

ほうれい線が消える

この1本でマイナス10歳

年齢を重ねるごとに、鼻の両脇から唇の両端に向かって長く、そして深くなり、老けた印象を与えてしまう「ほうれい線」。

そのようなラインは子供の頃には、かわいさ炸裂の決め手となり、成長後も、ステキな笑顔の印として、見た目の印象や好感度を上げるポジティブなものだったのに、年を重ねると、同じ場所にあるにもかかわらず、かわいいものから「老け顔」の象徴に変化します。

ある漫画家が、「登場人物を老け顔にしたい時は、2本のほうれい線と目じりのシワを描き足せばOK。もっと老け顔にする時は口周りにもシワを入れればいい」と言っていました。

もちろん、ほうれい線がくっきり刻まれていても、表情が生き生きしていて、年齢を感じさせない方もいらっしゃいますが、視線が集中する顔に、老化の印籠のように存在するほうれい線は、できることなら存在感を薄くしたいですね。

オイルを含んだ口を動かすことで、それまで使われていなかった複数の筋肉を運動させることになるので、活性化してハリが戻るというわけです。オイルうがいは大事な肌を内側から潤す方法でもあるのです。

1本のシワ

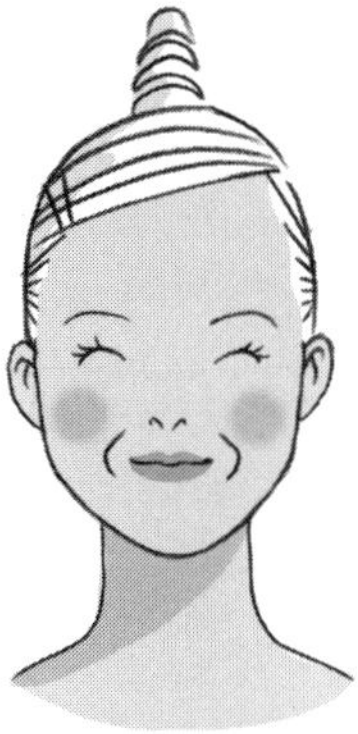

線が入るだけで、老け込んだ印象に

↓

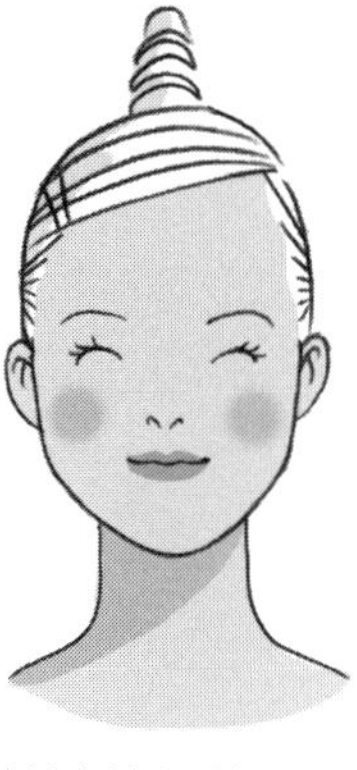

1本消すだけで若返ります

口の中からシワ防止

粘液からたっぷり美容液を浸透させる

顔のシワは一目瞭然。老化サインの一つです。

そんなシワの原因も様々ですが、一番の原因は外的な影響による肌の水分量の減少です。常に外気にさらされる顔の皮膚は過酷な環境にあります。風にビュービュー吹かれれば、乾燥してカサカサに。そのまま放置すれば、細かいちりめんジワができ、もとから乾燥肌の方はカサカサがガサガサになり、やがて弾力が全く失われ、ガチガチ肌へ変化します。その間にシワも太く深くなり、さらに紫外線のダメージも受ければいっそう深刻になります。こうなってしまうと、森林伐採などで砂漠化した土地を復旧させるのが困難なのと同じように、大事な顔が大変なことになります。

乾燥や紫外線の影響でシワを深く刻まないためには、肌を常にオイルで潤わせておけばよいのです。毎日オイルを補給すれば砂漠状態から抜け出せます。世の女性たちが日々、化粧水や美容液を肌に与えるのは、地肌から水分が干上がり、ひび割れを起こさないようにするためです。そんな役割をする成分を口腔側から補給すれば、内側から潤すことになるため、より効果的です。

また、肌の土台となる筋肉の老化や、自己流で強くマッサージして、気づかぬうちに肌を傷めてしまうことなどもシワの原因になります。前ページでも触れたように、オイルうがいは顔の筋肉を動かして鍛えることで老化を防ぎますし、外側から手指で、押したりマッサージすることなく、血流をよくして弾力を回復するといったマッサージと同じ効果をもたらします。

口内に人工的な美容液を塗ることはできませんが、ごま油なら安心して使え、油分で潤すことが可能です。しかも何歳からでも始められます。

40代の女性から、「日々、何げなく鏡に映る自分の顔を見た時、ほうれい線やシワが目立ってばかりでテンションが下がり、心まで老け込む気がしていたけど、オイルうがいを始めてからは、鏡を見るのが楽しみになった」とリポートがありました。毎日手軽に、自分でできるオイルうがいで、ほうれい線やシワを予防しましょう！

表情が豊かになる

年を重ねるほど表情美人がステキ

さて、美人なのに魅力の乏しい人にはなくて、美人とは言い難いのに魅力的な人が備えているものとは一体何なのでしょうか？

正解は「表情」です。豊かな表情があるか否か。美人なのに仏頂面では、冷たそうに見えたりして、せっかくの美人顔が台無しどころか、悪い印象を与えます。

その反対に、美人でなくても表情が豊かであれば、それが魅力となって放たれます。笑顔に限らず、きちんと喜怒哀楽を表情に出せる人はイキイキと見えるため、自然と周りの視線を集めます。

皆さんの表情はいかがでしょう？　普段、表情筋をよく動かしているでしょうか？

年齢を重ねると、普通にしているつもりでも不機嫌そうに見えることが増えます。その原因は表情筋の衰えです。筋力を失い、固くなったりすると、笑顔を作っても、ひきつっていたり、その形を長くキープできなくなるのです。

私も!? と思った方は、まずは口角を上げるように意識しましょう。デスクの上に鏡を用意して、たまにチェックするのがおすすめです。口角がアップするだけで表情がおだやかになり、やさしそうに見えたり、内面の美しさまで表れることもあります。

笑顔の時も口角が上がっていれば、より好印象になります。サービス業界では、裏方で新人スタッフが割り箸を使って口角を上げる訓練をするところもあるほどです。そんな笑顔を作れることが、よりよいコミュニケーションツールになるのです。

口角を上げることで、もう一つよいことがあります。口角を上げるだけで免疫力が上がるのです。免疫や遺伝子学で有名な先生方が口を揃えておっしゃっています。笑うことが大切だと。いつも感動や喜び、期待にワクワクしたり、楽しくて笑顔でいることができれば何よりですが、色々あって毎日そうはいきません。自然に笑顔が出ない時、作り笑顔でよいので、口角を上げるようにしてみましょう。私も気づいた時に実践していますが、曇った心が晴れるような気がしています。

オイルうがいで表情筋を活性化＋口角アップでいつでも自分自身を元気にして、その表情でさらに周りを魅了してしまいましょう。

顎関節を強化

しっかり噛んで、美味しく食べる

顎関節症はおよそ2人に1人が経験する病です。顎関節症は、関節円盤がずれて動きを邪魔して口を開けにくくしたり、関節の動きを悪くしたり、筋肉の緊張が続いたせいで血流が悪化して老廃物が溜まり、痛みに敏感になることで起きてしまうと考えられています。

大半のケースは、数日もすれば自然と症状が和らいでいきますが、一過性に終わらず、長期にわたって症状に苦しみ、医療機関を転々とする方も少なくないそうです。

私は中学生の時、横向きに生えていた奥歯を抜いてから反対側でばかり噛み続けて顎関節のバランスを崩してしまったのを専門医に調整してもらっています。そのため顎に問題はなくなりましたが、私の友人は「オイルうがいを習慣化させただけで顎周りの違和感が出なくなった」と言います。

よく寝るなどして疲れが取れれば、口の開き具合が戻っていたそうですが、オイルうがいを始めていなければ、加齢に伴い、症状が消えにくくなり、顎関節症になっていたかもしれません。

顎関節は耳の穴の少し手前にあり、頭の骨と下あごの骨が、関節円盤という弾力性のあるクッションのような組織を挟んで噛み合い、様々な筋肉が働くことで口を縦に開くだけでなく、左右にスライドさせることも可能にしています。

その要因は、ケガや噛み合わせの悪さ、筋肉や骨の耐久性を超える負荷、精神的なストレスやあごの構造的な弱さなどで、組み合わせは人それぞれですが、最近はＴＣＨ（歯列接触癖）と名付けられた上下の歯の接触癖が注目されています。軽い接触でも、関節と筋肉に余計な力をかけ続けて血流を悪化させ、痛みが現れてしまうのです。それらの要因を取り除くことが対策となります。

顎関節症の予防に、そしていつでも食事を美味しく頂くために。日頃からオイルうがいで顎関節とその筋肉群の動きを滑らかに強くしておきましょう。

Column
6

若返りフルーツ「デーツ」

1日、1～2粒で美しく！

皆さん、デーツをご存じですか？ 日本ではナツメヤシと呼ばれ、ドライフルーツを扱う店で売られています。味は天然なのに砂糖が入っているのかと思うほど甘さが強く、1粒で幸せを呼びます。

そんなデーツはただ甘いのみならず、砂漠の遊牧民がラクダのミルクとデーツで長旅を過ごしたくらい栄養価が高く、鉄分、カルシウム、マグネシウム、ビタミンB群のほか食物繊維など、体のバランスをよくし、体力や免疫力の向上に欠かせない栄養素が豊富です。デーツは女性に嬉しい美容食で、今後、若返りフルーツとしてますます注目されること間違いなし。1日1～2粒で充分です。夕方につまめば日中の疲れを癒やしてくれることでしょう。

デーツの美味しい食べ方

デーツだけでも美味しいですが、デーツにギー（P.134）をまぶしたり、一緒にバターやナッツ類を食べると最強です。

第 7 章

「塗り薬」ごま油

抗酸化力は抗老化力

クレオパトラも美容液として使っていた

日本の家庭で食用オイルと言えば「サラダ油」が主流でしたが、オリーブオイルが推奨されたり、最近はアマニ油やえごま油、アルガンオイルなどが体によいと言われ、昨今はココナッツオイルが注目されるなど、以前はあまり知られていなかった植物油が続々と話題になり、美容に役立つオイルとしても紹介されています。

欧米ではオイルうがいを「オイルプリング」と称し、ココナッツオイルを筆頭に、オリーブオイルやひまわり油など様々なオイルが使われていますが、この本では伝承医学のアーユルヴェーダの教えに沿って、ごま油の使用を推奨します。

なぜアーユルヴェーダでは、ごま油が使われてきたのでしょうか？　その理由は、昔々、ごま油が豊富にあったからといった偶然的なことではありません。医療としてのオイルマッサージや、セルフケアで体に塗るオイル＝皮膚から浸透させて効かせる油剤として一番よいのがごま油だと古来から言われ続けてきたからです。

伝承医学と言うと、単に「何々の病には、この薬草がよい」といった知恵がひたすら言い伝えられているようなイメージをお持ちの方も少なくないと思いますが、数多くのアーユルヴェーダ医や専門家が効果を実証しながら次世代に伝えるので、もしも数千年の間に他の植物油を用いたほうが効果が高いことが分かってれば、その追加情報も伝承されているはずです。もちろん治療の種類や体質によっては、他の植物油を使うこともありますが、大昔も今も、アーユルヴェーダのオイルと言えば、ずっとごま油なのです。

ごま油には強い抗酸化力があることが証明されています。ごま油が数千年にわたり、使われ続けてきた理由を現代栄養学的に説明するならば、ごま油の抗酸化力が一番の注目ポイントになります。抗酸化は抗老化（＝アンチエイジング）と言える作用です。エジプトでは、ミイラの防腐剤としても使われていたと言われ、絶世の美女として有名なクレオパトラも美容液に使っていたとされています。そんなありがたい抗酸化力をごま油は他の植物油よりも強く持っているのです。

私たちの体は時間の経過とともに老化していきますが、近年では老化の大きな原因は

3つあるとされています。

1 活性酸素—体内で発生する活性酸素の働きにより、細胞が錆びる＝酸化させる。

2 糖化—体内に焦げが作られる（糖化）。体に余剰な糖分がタンパク質と結びついて老化促進物質（AGES：終末糖化産物）を生成し、それが蓄積すると血管や骨をもろくしたり、皮膚の弾力性や視力を低下させるなど全身の老化を進行させる。糖尿病や動脈硬化、アルツハイマー病などの疾患との関連性も指摘されている。

3 ホルモンの変化—老化を防ぐ働きを持つホルモンの分泌量が低下する。加齢以外に、ストレスや生活習慣の乱れからも起きている。ストレスに対するホルモンの分泌過剰も老化を進める。

つまり、体内の酸化や糖化を減らし、ホルモンの分泌をほどよくすることが抗老化（アンチエイジング）に繋がるのです。私たちは生き物なので、老化を止めることはできませんが、そのペースをスローダウンさせることは可能です。

元々、私たちの体は様々な修復機能を持ち合わせています。擦りキズを治すことも、その一つです。体内には酸化を防ごうとする働きもあるのですが、その機能は処々の理由により低下します。

そのために重要なのは、日頃の食事や生活習慣を見直すことで、それが一番の抗老化対策になります。その抗老化を助けるアイテムとなり、低下した機能をアップさせるという素晴らしい働きをしてくれるのがごま油なのです。

女性にうれしい効果が満載

ごま油は昔から「酸化しにくい油」と言われています。酸化しにくいことには、色々な要素がありますが、ごまに約１％含まれる微量の抗酸化成分であるゴマリグナンの働きが他の油にはない特別なものとされています。

ごまは優れた栄養食品として知られ、「食べる薬」と言われるほどです。ごまから油を搾る過程で、ごまに含まれる水溶性の栄養成分や食物繊維、鉄やカルシウムといったミネラルなどは失われますが、ゴマリグナンは、セサミンとセサモリンとして油の中にしっかり溶け出ていきます。さらには太白ごま油として精製する工程で化学変化を起こし、セサモリンが抗酸化力をパワーアップさせて、セサミノールが誕生します。

酸化しにくい油として知られるオリーブオイルと比較すると、オリーブオイルの脂肪酸組成はオレイン酸が約77％、リノール酸が約44％のところ、ごま油はオレイン酸が約40％、リノール酸が約44％です。オレイン酸は劣化しにくい指標であり、一方のリノール酸は、オレイン酸に比べ不安定で劣化に強いとは言えません。この脂肪酸組成だけを比べると、ごま油よりもオリーブオイルのほうが劣化に強いことになりますが、ごま油には、他の植物には見られないゴマリグナンの力が発揮され、抗酸化力が増加するのです。

活性酸素は、特に肝臓に多く発生します。ゴマリグナンは肝機能を高めて体内を活性化し、脂肪の燃焼を促進する働きがあるとも考えられており、老化防止や、動脈硬化、高血圧、がんなどの予防に効果を発揮するのです。

若返りに必要な3大ビタミンと言えば、ビタミンA、C、Eですが、そのうちのビタミンEは、脂溶性であり、抗酸化力はもちろんのこと、免疫力や自律神経の機能低下を予防する働きがあります。しかし実際のところ、ビタミンEはデリケートで壊れやすいため、しばしば体内で、その抗酸化力を発揮する前に肝臓の活性酸素に壊されてしまいます。ゴマリグナンは嬉しいことに、その成分自体が安定しているため壊れにくいだけでなく、肝臓内の活性酸素を除去してビタミンEを守ってくれるのです。これらを一緒に摂ると、血液中のビタミンEの量が2倍になることが研究で発表されているそうです。

ゴマリグナンに守られたビタミンEは血流に乗って全身を巡り、体中の活性酸素を取り除いてくれることになります。ごま油の抗酸化力は、ゴマリグナン＋ビタミンEの相乗効果の賜物なのです。

さらに、ゴマリグナンはファイト・エストロゲンとも呼ばれており、女性の体に大変重要な効果もあります。ファイト・エストロゲンとは、体内で女性ホルモン（エストロゲン）と似たような働きをする成分で、更年期症状や骨祖しょう症を防ぐ作用があるのです。このエストロゲンは、血管や骨、さらに体の内側から肌を若々しく保つ働きもあり、これは女性のみならず男性の体にも作用します。

代謝も高めるごま油

アーユルヴェーダの古典には、ごま油は「安定性があり、体に力を付け、皮膚の色ツヤや流れをよくする」「オイルマッサージや発汗療法に、ごま油を使うのが一番よい」といった分かりやすい説明だけでなく、現在、栄養学的な視点では考察されない特徴も明記されています。ぜひとも注目して頂きたいのが、ごま油が持つ「熱性」と「微細」という性質です。

ごま油を取り込むと「熱性」の質が体を温め、代謝を高めてくれるのです。ごま油でマッサージするだけで、冷え性が改善する方もいるほどです。そして、ごま油が「微細」であるということは、他の種類の油よりも浸透しやすく、体の隅々まで細かく入り込めるということです。肌に初めて、ごま油を恐る恐る塗った方から、「ベトつくかと思いきや、すぐに吸収されるせいか、サラッとして驚いた」、「想像と違い、吸収がよいため、ひと塗りでは足りない感じがする」といった声を頂くこともあります。

つまり、ごま油をオイルうがいに用いれば、口腔粘膜から他の植物油よりも微細なレベルまで入り込んで洗浄し、組織の代謝や強化をサポートしてくれ、全身に塗れば、それらの効果を体中に効かせることができるというわけです。

抗酸化力が強く、女性の味方となる貴重な作用まで持ち合わせ、体の隅々まで浸透しやすいごま油は、皮膚から摂り込むのによいのはもちろんのこと、保存性や扱いやすさといった点においても優れたオイルだと言えます。

ＷＨＯが認めた世界最古の医療

アーユルヴェーダは数千年以上にわたり伝承されてきた世界最古の医学です。伝承とは言え、体系的な医学であり、近年は西洋医学的な観点も合わせて研究され、ＷＨＯ（世界保健機構）にも代替医療として認められ、欧米諸国ではアーユルヴェーダに注目する医師や医療関係者が増えています。ここ数年、日本でも話題となっている時間栄養学の理論などは、アーユルヴェーダの基本的な教えの一つなので、アーユルヴェーダを知る人たちにとっては、まったく新しい発見ではないのです。

そんな科学的な知識まで網羅されたアーユルヴェーダは病気を治療するだけでなく、心身を健やかにして、健康な方はより健康に、そして病気を予防して、幸せに長生きするための日々のセルフケア法まで教えてくれる学問です。医学として強精科や、若返り科まであるので、今後ますます注目されることでしょう。

アーユルヴェーダの治療では「汚れた布を染めるには、一度その布を洗ってからでないと、きれいに染まらない」ように、体に必要なものを取り入れる前に、汚れを落とすことを基本としています。体内に老廃物や毒素が溜まっていれば、どんなによい薬や食べ物を摂っても本来の効果は得られないため、まずは浄化が必要だという意味です。

体内に蓄積される老廃物や毒素には、水溶性と脂溶性の2種類があると考えます。前者は汗や尿と共に排泄可能ですが、ドロドロねちゃねちゃしてやっかいな物質と化した油性の汚れは、体内のあらゆる管にこびり付いてしまいます。

その管とは、血管やリンパ管、消化管など、体の各器官や細胞に必要なものを送り込み、不要なものを運び出す役割を持つ「管」全てを指します。その内部に「ドロドロねちゃねちゃ」が付くと、流れを悪くしたり、塞いだりしてしまいます。流れるべきものが流れないと調子がおかしくなり、それを放置していると病のもとになるのです。

そこで必要となるのがオイルです。水洗いでは落ちない「ドロドロねちゃねちゃ汚れ」は、オイルで馴染ませるように落とすのです。

健康な体を構成するには油分も不可欠な成分です。年齢を重ねると油分が失われていくため、若さを保つためにも体にオイルを浸透させてあげるとよいのです。現代社会は便利になりましたが、それに比例するように老化を加速させる要因も増えています。

アーユルヴェーダは老化を緩やかにして、いつまでも幸せに暮らす方法を教えてくれます。その中に家庭で実践するセルフケア法があり、そのうちの一つが、口内のオイルトリートメント＝オイルうがいなのです。ごま油を使うとよい理由は前述の通りです。スーパーで入手できる安価なごま油を使った手軽な健康法を、アーユルヴェーダをご存じでない方々にもお知らせしたいのです。

Column 7

便利なごま油の使い方

オイルを加熱するとさらにサラサラ

太白ごま油は湯煎することで、肌へ気持ち良さを与え、浸透がよくなります。事前にキュアリング（加熱処理）しておくと、油の持つ重さが抜けてサラサラになるため、さらに扱いやすく、肌への浸透が一層スムースになると言われています。

キュアリングする場合は、鍋でごま油を100℃まで熱して火からおろし、自然に冷ましてから瓶に入れて保存して下さい。

～お知らせ～

他の書物では、オイルケア用のごま油を加熱処理する指示があります。著者が通っている日本アーユルヴェーダスクールでも、そうするように教わりましたが、本書はオイルうがい実践へのハードルが上がってしまわないように、キュアリングを必須事項としていません。

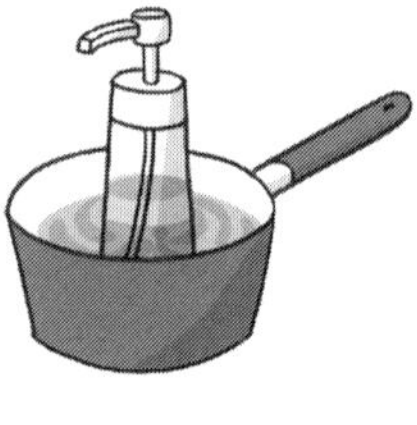

第8章

アンチエイジングにオイルは欠かせない

油抜きは老化を早める

60兆個の細胞と脂質の関係

本書は、ごま油で口腔内を洗浄すると同時に、ごま油の油分を口腔粘膜から吸収して体内に取り込むメリットをご紹介しています。前章ではごま油の特徴や体内での働きをご案内しました。

本章ではそもそもなぜ私たちの体にオイルの摂取が必要なのか？　さらにアンチエイジングのためにもなぜオイルが不可欠なのか、その理由を書かせてください。ご存じの方は再確認のために読み進めて頂ければと思います。

最近、「オイル抜きはよくない」というアドバイスが聞かれるようになりましたが、まだまだ美容やダイエットの敵として「ノンオイル」がアピールされたり、「油分は極力減らしましょう」といったフレーズを頻繁に耳にします。油脂の摂りすぎによる肥満や疾患が明らかだったり、その予備軍の方は別ですが、徹底的に「油を抜く」食生活やダイエットの実践は、美容に悪いだけでなく、健康を害することに繋がります。

ご自身や周囲の方の中に、油分をわずかしか摂らない食餌法を真面目に実践なさったり、オイル摂取を極力減らす努力を続けている方はいらっしゃいますか？　そのような方は健康で元気ハツラツとしているでしょうか？　病気ではなくても、日々の疲れが取れなかったり、風邪を引きやすいなど、調子がイマイチだったり、顔色がくすんでいたり、肌がカサカサしているように見えたりしませんか？

心身に不調を招く要因は、睡眠不足や運動不足、食生活の乱れや精神的ストレスなど様々ですが、脂質の摂取量不足が引き起こすこともあるのです。各種ビタミンのうち油溶性のA、D、E、Kは油脂と一緒に摂ることで吸収率が上がります。脂質不足は肌や髪のコンディションにも悪影響ですし、それこそダイエットや美容の大敵である便秘も、水分でなく、油分不足が原因のケースもあります。また、女性ホルモン分泌の低下を招き、生理不順や、不妊の一因になってしまうことすらあるのです。

なぜならヒトの体の構成要素の一つが脂質だからです。体は骨や筋肉、内臓など様々なものから成り立っていますが、そのどれもが無数の細胞で構成されています。細胞は全身で約60兆個あり、一つひとつの細胞は膜で包まれており、全ての細胞膜は脂質で作られているのです。

細胞はその膜を介して常に必要な物質を内部に摂り込み、不要なものを外に排出しています。水や酸素、二酸化炭素、アミノ酸などは通しやすく、タンパク質のような大きな分子は通りにくい作りをしている他、イオン専用の通り道もあり、細胞内外のイオン・バランスを調整しています。細胞は隣り合った細胞同士や、周りを取り囲む体液と協調し合って生きており、言い換えれば、きちんと細胞膜が構成され、物質の出入りがスムーズで協調性が保たれていなければなりません。

脂質は脳や神経の構成要素でもあるため、足りないと脳神経の機能も低下します。神経細胞もきちんと細胞膜で包まれていないと、情報伝達ができなくなってしまったり、脳の老化に繋がったりします。筋肉の動きも悪くなり、関節も硬くなるので、常に歯車にオイルを注すように体中に油分が必要なのです。

年齢を重ねると、体から大事な油分が減少します。新陳代謝や各器官が担う機能を正常に保つため、つまり、若返りや美しくてしなやかな体を作るには良質な油分を充分に補うことが不可欠なのです。私たちの体は油断禁物です。

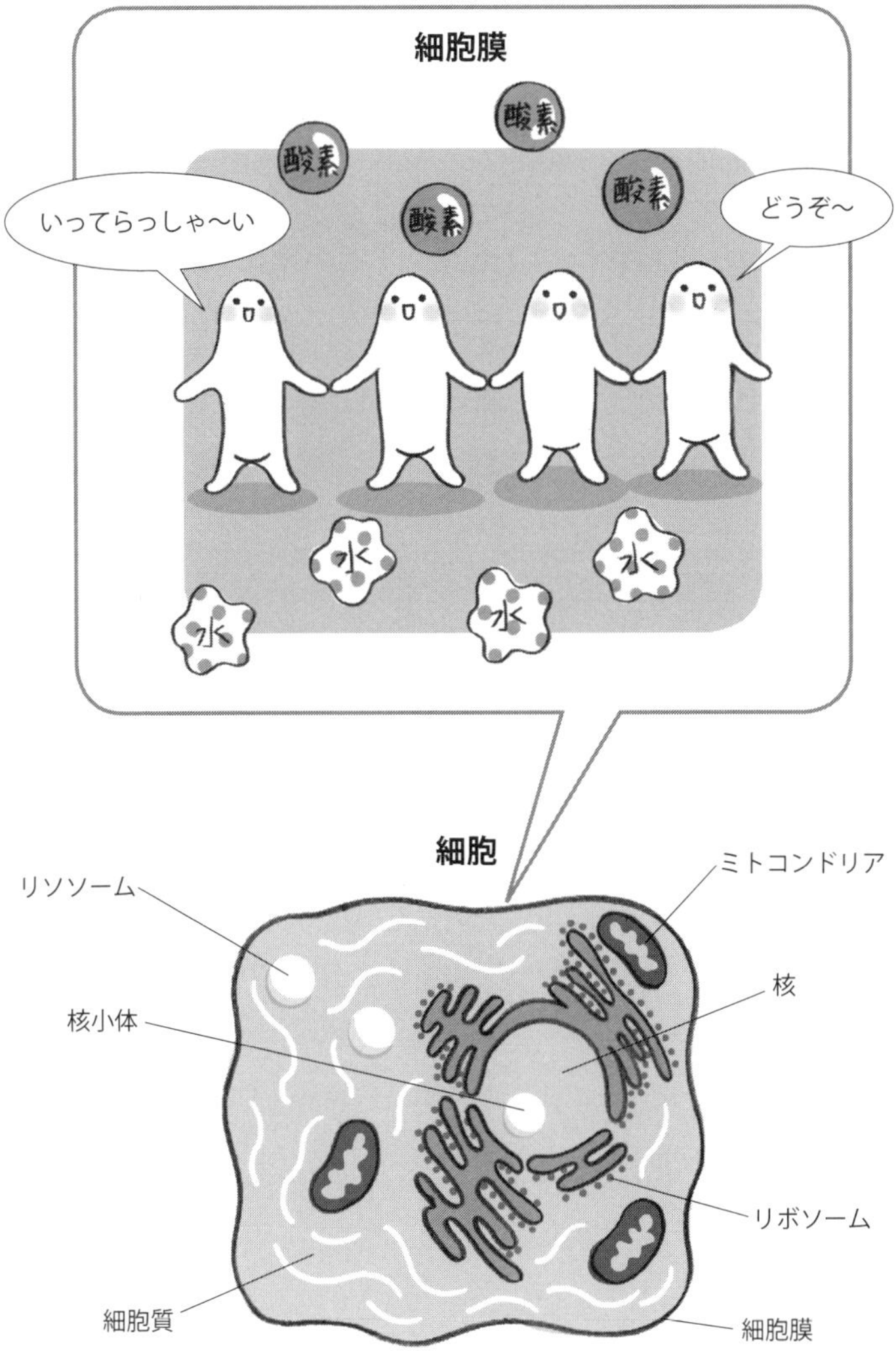
細胞膜
酸素
酸素
酸素
酸素
いってらっしゃ〜い
どうぞ〜
水
水
水
水
細胞
リソソーム
ミトコンドリア
核
核小体
リボソーム
細胞質
細胞膜

塗るだけで全身マッサージ

頭・耳・足のたった3ヵ所

頭、耳、足の3点マッサージは、全身マッサージと同じくらい効果があると言われています。「全身オイルマッサージは面倒」だったり、「忙しくて無理」とおっしゃる方々は、ぜひこちらを実践してください。

このマッサージで重要なのは、時間をかけて筋肉を揉みほぐすことではなく、「オイルを肌に塗る」ことです。続けていくと肌はしっとり美しくなります。また体の疲れが取れるだけでなく、疲れにくい体になるのを実感する方が多いです。

行う時間はいつでもOK。毎日できたら最高です。少なくとも週一ペースで行い、季節の変わり目は頻度を上げるのがおすすめです。夜の入浴前に行うと、よりよい眠りを誘います。オイルを塗ったあとに体を温めることで全身の巡りをよくし、毒素の排出を促します。

3点マッサージのやり方

1　太白ごま油を湯煎で人肌程度に温める（大さじ1程度で充分です）。
2　オイルを頭、耳、足首から下の部位に塗る。
頭―頭頂部にオイルを垂らし、少しずつ頭全体に広げていく。
耳―オイルを手に取り、耳全体に塗る。耳たぶ、外側、内側にも塗る。
足―足首から指先まで、くるぶし、甲、指、足裏のすべてに塗る。
3　湯船に浸かるか、温いシャワーを浴びて体を温める。

やってはいけない時

●体調が悪い時、熱がある時、生理中、満腹の時

オイル湿布

ぐっすり快眠

オイルは精神的にもよい働きをしてくれます。多忙で焦り、考え事が止まらなかったり、頭を使い過ぎてオーバーヒートになったり、心配事で落ち着かずに眠れなくなったり……。そんな時にもオイルです。頭皮からじんわりしみ込ませてください。オイルが疲れた脳神経を休ませ、滋養してくれるのです。

頭の使い過ぎや、寝不足、ＰＣ作業などで目の酷使が続くと、いくつもの骨で構成される頭蓋骨が固く締まり、緊張状態になります。頭皮がほぐれ、頭蓋骨が緩むと、背骨で繋がる骨盤も緩んでくるので全身をリラックスさせることになります。脳には様々なホルモン分泌や自律神経の司令塔があるので、頭をオイルでケアすることは心と体の機能を整える根本的なアンチエイジング法の一つとなるのです。

就寝前に行うと睡眠が深くなりますし、朝に行えば一日クリアな頭で過ごせます。

オイル湿布のやり方

1 コットンにオイルをひたひたになるまで含ませる。
2 頭頂に①のコットンをのせる。
3 最低5分おく。
4 コットンに残ったオイルを頭皮に塗り、馴染ませた後、洗髪する。

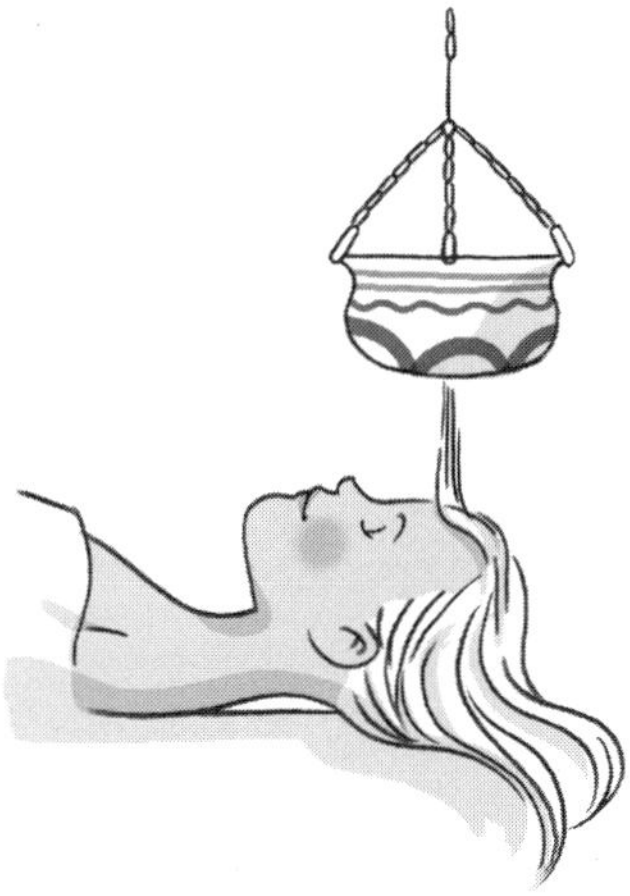

自宅でシロダーラと同じ効果が得られる！

石けんを使わない

皮脂こそ天然の保湿クリーム

最近はボディタオルやブラシなどは不要で、「石けんの泡と手でやさしく洗えば充分」といった声が聞こえてくるようになりました。

しかし、それでも肌にはまだ「やさしく」ありません。肌は石けんで洗わなくても充分キレイを保てます。カサカサ肌にお悩みの方はもちろんのこと、皮脂が多くて嫌だとおっしゃるオイリースキンの方にもお伝えしたいことがあります。

皮脂はテカリの原因とされるなどして嫌われてばかりですが、皮脂には大切な役割があるので、取り過ぎてはいけません。皮膚から落とすのは汚れだけでよいのです。

「肌には天然の保湿クリームがある」という話を聞いたことがありますか？　毛穴から出てきた皮脂が汗と混ざり合ってできる皮脂膜のことで、肌の表面を覆い、外部の刺激から肌を守ってくれるのです。また、肌にも体内同様、常在菌が沢山生息しています。

菌というと悪いイメージですが、適度に存在することで病原菌などから肌を守り、キレイな肌作りをサポートしてくれるため「美肌菌」とも呼ばれています。

その美肌菌は皮脂や汗、古い角質などをエサにするため、それらを洗い過ぎて一掃してしまうと美肌作りのサポートを失うことになるのです。肌は乾き、バリア機能が低下して肌トラブルを起こす悪い菌が増えてしまいます。

石けんで強く洗い、皮脂膜のみならず、角質も奪い過ぎれば、さらに紫外線の影響が増えたり、アレルギーや病気の原因となる異物が入りやすくなり、かゆみや肌荒れを起こします。水分を保てず、ますます乾燥が進み、シワが目立つようになることも含め、様々な問題や刺激に耐えられない敏感肌にまっしぐらです。

皮脂のテカリやべたつきは、皮脂の取り過ぎにより、むき出しになった皮膚を守ろうとして、皮脂腺が一生懸命に急ピッチで皮脂を分泌して起きていることもあります。その皮脂が嫌だからまた洗い流す、という負のスパイラルを繰り返しているのです。

タモリさんも、あの福山雅治さんも、石けんを使わないことで有名です。肌の汚れは湯船のお湯に浸かるだけでも落ちるのです。

シャンプー剤も使わない!?

皮脂の分泌が正常に戻ってツヤツヤ

「毎日シャンプーしているのに髪の毛の臭いが気になるんです」といった相談をよく受けます。それも若い女性から。彼女たちの悩みは、臭いだけでなく、かゆみが伴うことも多いです。それは一体なぜでしょう？　答えはズバリ洗い過ぎ。

頭皮は顔と1枚の皮膚で繋がっています。頭皮にも適度な皮脂が必要なのに、毎日のシャンプーで奪いすぎているのです。洗浄力の強いシャンプー剤で洗いすぎると、無防備になった頭皮が自らを守るために慌てて皮脂を出し、それが「べたつくから」すぐにまたシャンプーする……。これ、石けん洗いの負のスパイラルと同じです。

アメリカでは数年前から、シャンプー剤なしで洗髪することを「ノー・プー」と呼び、実践者が増えているそうです。しかし、お湯だけで洗う「湯シャン」は、「移行期」のことを考えると、体の石けん洗いを止めることよりハードルが高いのが事実です。

お湯と天然ハーブの粉で、それも週一度だけ洗髪し、健康的な地肌と美しい髪をキープしているオシャレな友人がいます。私も彼女たちを真似て、ハーブ粉シャンを試したことがありますが、ずぼらでめんどくさがりの私は3日で挫折しました。一般的にはそれまでに髪や地肌に付着したものがすぐには剥がれないため、べたついて不快に感じてしまう方がいるそうです。でも、次第に付着物が取れ、1～3か月すると頭皮も髪も落ち着くので、その移行期さえクリアすれば快適で、もちろん臭いもかゆみもないので、元のシャンプー剤使いに戻りたいと思ったことは一度もないそうです。

以前の私はすぐに地肌がかゆくなるため、毎晩、洗浄力の強力なシャンプー剤を使っていましたが、洗い過ぎないことで、皮脂の分泌が穏やかになり、頭皮が健やかになることを知り、洗浄力がマイルドな製品に変えました。今は1日置きで洗髪しています。湯シャンは再チャレンジしますが、私にとってはこれだけでも大きな変化で、シャンプー時間の節約にもなり一石二鳥以上です。あのまま毎日強いシャンプーを続けていたら、加齢も伴い、地肌や髪がどうなっていたか想像するだけで恐ろしくなります。

「私も洗い過ぎかな」と思われた方、シャンプーを見直してみてください。それだけで顔や体の肌の調子がよくなる方も多いです。

オイルでスカルプケア

毛穴の汚れもディープクレンジング

スカルプ（頭皮）ケアと聞くと、男性向け製品のＣＭの影響で、頭皮を「清潔にしてスッキリ爽快！」にするイメージを思い浮かべる方が少なくないかもしれません。

スカルプケアの主な目的は抜け毛予防や、髪を健やかに、できれば元気な髪を取り戻すことです。東洋医学で髪は老廃物の一つと考えるくらいなので、生えた後の髪に手をかけるよりも、その土台（＝頭皮）をケアすることのほうが根本的（根毛的!?）アプローチになります。しかし、ここで必要なのが良質な油分です。

実はオイルの持つ洗浄力は侮れません。毛穴に詰まった皮脂汚れをオイルで浮かせて根こそぎ取るのです。

私が定期的に訪ねるスリランカでは、髪を黒々とさせた年配女性が少なくありません。生活習慣の違いも大きいですが、年配の女性医師と雑談中に「秘訣は何」かと聞くと、「ごま油のおかげね！」と微笑まれたことがありました。

このケアは月に一度など、自分のペースで、入浴時がおすすめです。オイルの量はたっぷり、毛穴に浸透させるように地肌に塗り、指の腹で頭全体を揉むだけ。毛穴に詰まった脂汚れを取ると同時に、地肌の血行を促進させ、毛根に栄養を送り込んでくれます。しばらくしたら通常より丁寧にシャンプーします。オイルでベトベトになると思いきや、地肌からスッキリします。不思議なことに、潤いつつ、毛も根元からしっかり立ち上がります。どんなディープクレンジングシャンプーより、肌にも毛にも負担をかけずに、化学成分を一切使わず毛根からケアできます。

また、頭皮と毛髪の改善には、良質な睡眠も大切な要素です。睡眠不足は全身の老化を加速させ、髪にも影響を与えます。オイルケアの後は、体がリラックスして眠りの質も向上します。オイルケア＋ぐっすり深く眠ることで、髪や肌にハリとツヤを取り戻せば、見た目のマイナス5歳も可能です。

バターから作る黄金色の純粋オイル

食べるなら「最も純粋で最もすぐれたピュアオイル」ギーを

食べるのに一番よいオイルはギーと呼ばれる精製バターの一種です。ギーはバターから水分やたんぱく質などを除き、純粋な脂だけを取り出した、黄金色に輝く100%ピュアなオイルです。

「食べるのに一番よいオイル」だと言い切れる理由は、数千年の歴史を持つアーユルヴェーダで「全ての油脂の中で最もすぐれたもの」とされているからです。

消化を助け、体を浄化し、活力を与える作用があるため、アーユルヴェーダでギーは内服薬として処方されます。また塗り薬やマッサージオイルなどの外用薬としても多用され続けています。

内服薬や外用薬というと難しく感じたり、特殊なオイルのように思われるかもしれませんが、現地では普段の料理に使われています。アンチエイジングや美容効果が高いため海外セレブが使っているという話が流れていますが、日本でも大人気モデル、ローラさんが、著書『Rola's Kitchen』の中で、ギーを使った料理を数多く紹介されていました。

長年、日本でアーユルヴェーダの普及と教育に尽力されているクリシュナU.K.医師によると、数多くの油の中で、燃やすときれいな青い炎で完全燃焼して、燃えカスを出さないのはギーだけだそうです。そんなギーを使った食事をいただけば、代謝もよくなり、燃えカスを残さず体を滋養して調子がアップすること間違いなし。食べたものからエネルギーを生み出す過程がスムーズになることも考えると、一般の方々だけでなく、アスリートの方にも注目していただきたいオイルです。

もちろん肌に塗るなど、日頃のセルフケアにも使えます。ギーは日本でもスパイス専門店や通販で購入できますが、自分でも無塩バターを熱して作ることができます。この貴重なギーは、ほんとうに疲れた時や、潤いが欲しい時は惜しみなく使う価値ありです！

手軽にそのままスプーン1杯を飲んでもよし、温めたミルクに加えてもOKです。最高級の飲む美容液と思ってください。

ギーの作り方

無塩バターを煮るだけ

ギーとは、バターから乳成分を除き、純粋な脂だけを取り出した100%ピュアなオイルです。

用意するもの

- 市販の無塩バター
- 鍋
- ヘラ
- 濾し器
- 布（ペーパータオル）
- 保存容器（煮沸消毒したフタ付きガラス瓶）

ギーの作り方

1 無塩バターを塊のまま鍋に入れてから、弱火にかける。
2 バターの塊が溶けて液体になると、やがて表面に白くて細かい泡が出てくる。そのまま触らずに水分を飛ばしていく。
3 白色の細かい泡がおさまると、パチパチと水分が蒸発する音がしてくる。透明な泡が徐々に大きくなり、さらに泡がシャボン玉のように大きくなった後、細かい泡に変わり、音が静かになる。甘い香りになったらヘラでそっと泡をよけると、下に透き通った金色のギーが見える。鍋底にはやや茶色がかったタンパク質が沈殿。
4 火を止めて、熱いうちに耐熱容器に漉して移す。
＊冷蔵庫で保存。
＊鍋底のタンパク質は食べられます。

黄金の美容液は食べても塗っても

そのまま口に含んでも美味しい、料理に使えばさらに

ギーのパワーは知る人ぞ知るといってもいいでしょう。食べ方と使い方の例をご紹介します。食べるには最強のオイルですが、カロリーは油と同じで高いので、食べ過ぎには注意してください。

調理油として

野菜の炒めものなどを作る時のオイルをギーにする（クミンシードなどのホールスパイスを使う時は、初めにホールスパイスをギーで炒めると、香りがギーに移り、風味が増します）。

調味料として

食卓で普段の料理にそのままたらせばＯＫです。ギーは和食にも合います。和食は世界的にも健康的な食事として認められていますが、油分が少ないため、普段の健康相談では、良質なオリーブオイルをプラスすることをおすすめすることもあるのですが、ギーであれば最高です。

●そのまま炊き立てごはんにたらす（ギーライスのできあがり）
●味噌汁にプラスする（味噌ラーメンにバターが合うように、風味が増します）
●トーストにギー（パンの一番良い食べ方かもしれません）
●夜、ホットミルクにスプーン一杯加えて飲む（便秘に効きます）

美容液として

●目の疲れや充血に。ギーをコットンに浸して、まぶたの上に10分程度のせる。
●やけどや口内炎の応急処置として、患部に塗る。
●目の周りのシワに塗る。

Column
8

美容コンシャスたちに人気「ウコンミルク」

美肌・若返りのドリンク

今、欧米を中心に美容や健康に関心のあるヘルスコンシャスたちの心をわしずかみにしているのが「ターメリックラテ」。何かと言うと、ウコンミルクです。その色と効果から「黄金ミルク」とも呼ばれています。

カレー料理に活用される、黄土色のウコン（ターメリック）は殺菌、抗菌、抗炎症作用があり、「天然の抗生物質」と呼ばれるほど薬効の高いスパイスです。抗酸化力や、血液をきれいにする効果もあるため、インドやスリランカ、タイ、インドネシアなどでは薬として重宝されるだけでなく、美肌を作るハーブとしても知られています。

ターメリックの有効成分は脂溶性なので、脂質を含むミルクと一緒に摂ることは、とても理にかなっています。ウコンはパウダーで十分。簡単に美肌・若返りの「黄金ミルク」が作れます。

作り方

① 鍋に牛乳 200㎖とターメリックパウダー小さじ 1/4 を入れて火にかける。

② 瞬沸騰させた後、火からおろし、2～3分置いてできあがり。

＊ 食事時間以外で空腹の時や、夜寝る前に飲むのがおすすめです。

＊ ギー（P.134）を加えると風味も美容効果もアップします。

＊ シナモンやコショウ、黒砂糖などを加えたりして、オリジナルの味も楽しめます。

オイルうがい健康法

Q&A

Q1 オイルが口内の汚れを落とすと言いますが、その汚れはオイルと一緒に経皮吸収されてしまわないのでしょうか?

A 落ちた汚れがオイルと一緒に経皮吸収される可能性はあるのかもしれませんが、あまりご心配なさる必要はないと思われます。アーユルヴェーダの教えでは、オイルうがいは朝のセルフケア項目の一つとして、歯磨きと舌磨きの後に行いますので、歯磨きと舌磨きにより口腔内の汚れが減ってからオイルうがいをすることになります。

オイルうがいは口腔内の汚れをオイルに絡ませ、口から体外へ吐き出すことを目的としています。効果はあれど弊害が大きいならば健康法としての伝承がストップするはずなので、たとえ口の中に汚れが経皮吸収されるとしても問題視するレベルではないと考えます。

ご心配なさらずに、まずは実践され、スッキリ感を味わってみてください。

Q2 オイルうがい中に、うっかりオイルを飲み込んでしまいました。どうしたらよいでしょうか？　何かすべきことはありますか？

A 飲まないように気をつけて頂きたいのですが、万が一、飲み込んでしまった場合、自然に消化されて排出されるのを待つしかありません。生姜湯などを飲み、消化を促進させるのもよいかもしれません。

Q3 口がベタベタして、気持ち悪くなったりしませんか？

A 口の中では、最低7分ほどうがいをすると、唾液と油がよく混ざり合うので、吐き出した後は、ベタベタになるというよりサッパリと感じられると思います。もとから唾液が多く出る方や、オイルうがいを続けることにより出にくかった唾液がよく出るようになった方から「サラサラになって、気持ちがいい」という声が届いています。

Q4 太白ごま油の代わりに、ココナッツオイルやオリーブオイルはいかがでしょうか?

A 欧米では太白ごま油よりも、ココナッツオイルやその他の植物性オイルを用いたオイルうがい実践者が多いようです。もちろんそれらのオイルで代用可能ですが、アーユルヴェーダのオイルうがいの基本的油剤であるごま油は、微細なところに早く届くという性質があるため、隅々にまで行き渡ることで、よりスッキリさせてくれると思います。

オイルの種類によっては酸化がとても早いので、賞味期限や保存方法にご注意ください。ココナッツオイルをお使いになる場合ですが、ココナッツオイルは20度以下で固まります。悪くしないために常に乾いた清潔なスプーンを使うようにしてください。

Q5

オイルうがいは朝行うのがベストでなおかつ、他のことをしながら行えるとのことですが、朝は時間ギリギリまで寝て、バタバタと食べながら身支度をして出かけるのに精いっぱいです。実践するなら帰宅後の夜になってしまいます。夜や深夜に行わないほうがよいなど、オイルうがいに向かない時間帯などはありますか?

A

朝の実践が無理でしたら、できる時に行うのがよいでしょう。オイルうがいに適さない時間は特にありませんが、もし夜遅くに実践される時は、ほんの少しでも飲み込まないようにしてください。飲んでしまうと、就寝中も消化器官が働いてしまい、睡眠の質が低下しますのでご注意ください。

Q6 太白ごま油を切らせてしまいました。普段料理に使っている、ラベルに〝純正〟と書いてある茶色のごま油や、ほんのり色の付いている太香ごま油でうがいしてもよいでしょうか？

A **それらのごま油は特有の風味を出すために焙煎したごまから作られています。そのため味も香りも強いので、オイルうがいには適しません。**

Q7 歌手です。のどのメンテナンスにもよいと勧められ、オイルうがいを始めてみたら、確かに調子がよいようです。さらに効果を得たいので、オイルをのどまで行き届かせたいのですが、何かよい方法はありますか？　のどを潤すために、ほんの少し飲むのはいかがでしょうか？

A ごま油を飲むことは、おすすめ致しません。普通にオイルうがいをするだけでオイルはのどの周辺にも浸透します。

Q8 たまに無性に焼肉やステーキなど脂っこいものが食べたくなりますが、オイルうがいを始めてから、そういった衝動があまり起こらなくなりました（他に変わったことはしていないので、オイルうがいのせいだと思います）。オイルうがいは、脳にも働きかけるなど精神的にも作用するのでしょうか？

A オイルうがいを行いますと、口内の粘膜から吸収されたオイルが頭部の神経をも滋養するといわれていますので、気持ちを落ち着かせるなど何かしらの精神的な効果があるかもしれません。

Q9 朝は時間がないので、太白ごま油を携帯して、出先でオイルうがいを行いたいのですが、携帯に便利な方法や、おすすめの入れ替え容器などありますか？

A 別容器に入れたオイルが漏れたりするといけませんので、オイルの入れ替えは避けたほうが無難です。ご自宅以外でオイルうがいを行いたい時は、吐き出すオイルの後始末方法も考えなくてはなりません。インドでは、ごま油をうがい1回分の分量に小分けしたパックが売られています。日本でも商品化されるといいなと願っています。

Q10 それほど気持ちよくないのですが。

A 不快な感じが続くようでしたら、無理に続けないでください。初めは気持ち悪いと感じていても、何度か行っていると、気持ち悪さがなくなり、定期的にオイルうがいをしたくなる方も多いです。またオイルを温めてからうがいを行うと、そのオイルの温かさが気持ちよく感じたりもしますので、湯煎してから行ってみてください。

Q11 うがい後、口をすすがなくてよいのですか？

A 特に必要ありません。どうしても必要と感じられたら、ぬるま湯ですすいでください。

Q12 どうしてもスッキリしないのですが……

A うがいを行う時間が短いのかもしれません。口の中が軽く感じられるまで、長く行ってみてください。
また、肥満の方や、食べたものがきちんと消化されていない状態の方、体が重だるい時、食べすぎの時など、オイルに気持ち悪くなる方がいらっしゃいます。オイルうがいを続けても、さっぱりしないのであれば、食事量を減らして消化力を立て直すことなどが必要となります。

Q13 ごま油を体に塗って、後から臭ったりすることはないでしょうか?

A 使用するオイルは、よく料理に使われる香りや色の濃い種類ではなく、色も香りも薄い太白ごま油なので、そのような心配は不要です。

Q14 オイルうがいも、オイルマッサージも気に入りました。気持ちがよいので1日に複数回行ってもよいでしょうか?

A かまわないと思いますが、オイルマッサージに関しては、その後のお風呂やシャワーのことを考えると疲れるかもしれませんので、1日1回で充分ではないでしょうか。

Q15 オイルうがいに使う太白ごま油はキュアリング（加熱処理）しないのですか?他のアーユルヴェーダの本では、マッサージ用のごま油をキュアリングするように説明されています。

A アーユルヴェーダの現場では、薬草油を作る前に、ごま油に含まれる水分や不純物を飛ばすことで浄化します。日本で購入する太白ごま油は高品質で不純物は含まれていません。また、製造過程で熱が加えら

れると考えます。特にオイルうがいに関しては、手軽さや継続性を考え、キュアリングをご案内していません。

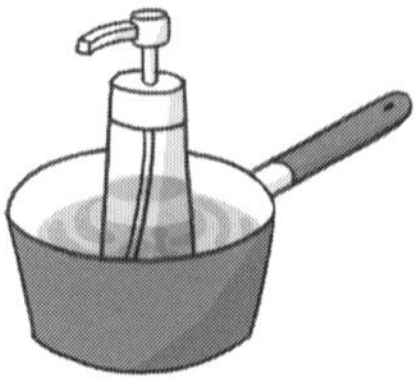

あとがき――本当のアンチエイジングは幸せスパイラル

歯磨きと同じ、当たり前の習慣に

なぜ多くの人がアンチエイジングを望むのでしょうか。見た目を若くしたいから？　そもそも古今東西、人々がいつまでも若くいたいと願うのはなぜでしょう？　ひとことで言えば、「幸せに生きたいから」ではないかと思います。

私にとっての幸せは、日々の食事を美味しく頂くことだったりします。若い頃は、何かを頑張れば幸せが手に入るのだと思っていました。歯や歯茎の状態が悪くて噛めなくなると、とたんに美味しく食べることができなくなり、幸せ気分は消滅します。アーユルヴェーダを学び始めてから、そんな不具合が起こらずに、毎日を心地よく、やりたいことが出来ることが幸せで、それがアンチエイジングの本質ではないかと考えるようになりました。

さらに、自分の手で体をケアして気持ちよさを感じ、さらに結果が出れば、気分も上がり、幸せのスパイラルが生まれるのではないかと考えます。オイルうがいの効果は見た目にも出るので、続けていれば自信も増して、幸せのスパイラルが強化されることでしょう！　手っ取り早く、顔のシワやシミ、ほうれい線などをクリニックで除去する施術のように瞬時の劇的な変身は無理ですが、効果が続かず落胆したり、見た目に不自然さが出たり、失敗して取り返しがつかなくなる心配は不要なので、確実に効果を得られるこの健康法をご家族や周りの方々にもご紹介くだされればと思います。

オイルうがいのありがたい効果を本でお伝えして、それを入口にアーユルヴェーダがもっと注目されるようになればいいと考えたのは今から2年以上前、日本アーユルヴェーダ・スクールの及川史歩先生の授業中でした。「(薬剤を口に含む)ガンデゥーシャは、欧米ではオイルプリングとして知られている」と教わり、「日本ではオイルうがいとして、簡単に実践できることを紹介できれば」と妄想が止まらなくなりました。

そんなアイデアを大和書房の長谷川恵子さんが企画の実現に向けて動いてくださることになった時の喜びは忘れません。長谷川さんのご指導のもと、アーユルヴェーダの本を出版することは長年の夢の一つでした。ご多忙の中、ただただ熱い想いが先走るなどして仕事を増やしてばかりでご迷惑をかけ続けました。そして企画書作り以前から良き理解者として、忙しい中ずっと帆走して、最終的には監修役を引き受けてくれた野上陽子さんにも感謝の想いで一杯です。

長谷川さんや野上さんに出会えたのは、私が長年深く関わるスリランカの老舗アーユルヴェーダのホスピタリティ施設「バーベリン・リーフ・アーユルヴェーダ・リゾート」がきっかけ。昔、私がバーベリンの日本語案内や予約係をしていた頃に、長谷川さんが「バーベリン」でアーユルヴェーダを受けたのです。

野上さんとの初対面はスリランカのコロンボ国際空港到着ロビーでした。一緒にバーベリンの送迎車に乗り込み、翌日から一緒に3週間勉強コースを受講。当時は今回のような形で多大にサポートしてもらうことは想像していませんでした。これからもよろしくお願いします。

感謝したい方々は他にも大勢います。大和書房の皆様と、長年にわたりアーユルヴェーダの素晴らしさを教えてくれるバーベリンの経営陣や医師にスタッフたち、そして日本で中身の濃い授業をしてくださる日本アーユルヴェーダ・スクールのクリシュナU.K.校長、及川史歩副校長、諸先生方、Ｓａｔｖｉｃ（サトヴィック）アーユルヴェーダスクール主宰者の佐藤真紀子先生に御礼申し上げます。両校スタッフの方々、一緒に学んでいる仲間の皆さんや、本書のためにオイルうがいを試してリポートしてくださった方々にも感謝しています。そして常に応援してくれる友人、知人、ブログを見てくださる方々、いつも本当にどうもありがとうございます。

私が小学生の頃、土曜の夜はドリフターズのテレビ番組が大人気でした。番組の最後の加藤茶さんの名セリフ「風呂入ったか？」「歯、磨けよ」。今、その番組があったら「オイルうがいしとけよ！」と言われるほど、オイルうがいが日本で広まって欲しいと願っています。

参考文献

『解剖学』第２版／東洋療法学校協会編（医歯薬出版）
『生理学』第２版／東洋療法学校協会編（医歯薬出版）
『「現代病」ドライマウスを治す』斎藤一郎（講談社）
『自分で治せる！　顎関節症』木野孔司監修（講談社）
『肉単』原島広至、河合良訓（エヌ・ティー・エス）
『臓単』原島広至、河合良訓（エヌ・ティー・エス）
http://www.drymouth-society.jp/（ドライマウス研究会）
http://www.dryeye.ne.jp/index.html（ドライアイ研究会）
http://www.jacp.net/（日本臨床歯周病学会）
http://www.mext.go.jp/b_menu/shingi/gijyutu/gijyutu3/toushin/05031802/002.htm
　第２章　五訂増補日本食品標準成分表／文部科学省
http://www.maruho.co.jp/medical/academic/infostore/vol03/02.html
　基礎からわかる外用剤「部位による違い」東京逓信病院薬剤部 副薬剤部長　大谷 道／マルホ

川島一恵 かわしま・かずえ

鍼灸あん摩マッサージ指圧師。アーユルヴェーダヘルスコーディネーター。世界初のアーユルヴェーダ宿泊治療施設「バーベリン・リーフ・アーユルヴェーダ・リゾート」（スリランカ）を一九九九年に訪問後、その効果と魅力を実感、日本窓口として「バーベリン・アーユルヴェーダ・リゾート」の普及に尽力し、アーユルヴェーダ目的の旅を定着させた。現在、日本アーユルヴェーダ・スクール・応用クラス在学中。鍼灸の知識を取り入れた姿勢のチェックからアーユルヴェーダの教えや生活法などをアドバイスしている。著書に『アーユルヴェーダ治療院のデトックスレシピ』（KADOKAWA／エンターブレイン・共著）がある。

野上陽子 のがみ・ようこ

アーユルヴェーダ講師。OL生活を経て、日本やインド、スリランカでアーユルヴェーダを学ぶ。サトヴィック・アーユルヴェーダ・スクール主宰者、佐藤真紀子に師事し、アシスタント及び講師を兼任。他のアーユルヴェーダスクールでセラピストコース教育担当として活躍。都内近郊のヨガスクールで受け持つアーユルヴェーダのクラスが好評。アーユルヴェーダセラピストとしても活躍。

1《いち》日《にち》1《いっ》回《かい》、太《たい》白《はく》ごま油《あぶら》を口《くち》に含《ふく》むだけ

たったひと口《くち》、オイルの力《ちから》

二〇一六年九月五日　第一刷発行

著者　川島一恵《かわしまかずえ》
監修　野上陽子《のがみようこ》
発行者　佐藤 靖
発行所　大和《だいわ》書房
〒一一二―〇〇一四　東京都文京区関口一―三三―四
電話　〇三―三二〇三―四五一一
ブックデザイン　岡田玲子
イラスト　岡本典子
校正　メイ
印刷所　厚徳社
製本所　ナショナル製本

ISBN978-4-479-92104-2

http://www.daiwashobo.co.jp/